Zum Corona-Rätsel

Rudolf Steiner

ZUM CORONA-RÄTSEL

Ein Beitrag
der Geisteswissenschaft

Mit einem Nachwort
von Pietro Archiati

Rudolf Steiner
Ausgaben

Der Wortlaut der in den *Rudolf Steiner Ausgaben* gedruckten Vorträge Rudolf Steiners geht auf die ursprünglichen Klartextnachschriften und Erstdrucke zurück, unter Berücksichtigung der danach erfolgten Veröffentlichungen.

17. Auflage 2021
(mit neuem Anhang; im Nachwort erweitert)

Herausgeber: Rudolf Steiner Ausgaben
(Monika Grimm, Bad Liebenzell)
Redaktion: Pietro Archiati, Bad Liebenzell
Unter Mitwirkung von Dr. med. Wolfgang Streit, Tübingen
Korrektorat: Christine u. Manfred Becker, Meerbusch
Druck: CPI, Birkach

ISBN: 978-3-86772-161-5

Rudolf Steiner Ausgaben e. K.
Burghaldenweg 37 · D-75378 Bad Liebenzell
Telefon: (07052) 935284 · Telefax: (07052) 934809
anfrage@rudolfsteinerausgaben.com
www.rudolfsteinerausgaben.com

Inhalt

* * *

Liebe Leserin, lieber Leser!

Im ersten der zwei Vorträge vor Medizinern, in dem die Pathologie der Bakterienerkrankungen besprochen wird, steht das Atmungssystem im Vordergrund, im zweiten Vortrag aber, wo es um die Therapie geht, spielt das Blutsystem die wichtigere Rolle. Wie passt das zusammen?

In einer Pressemeldung der Universität Witten/Herdecke vom 22.5.2020 – «Blutgefäßschädigung als Schlüssel zu COVID-19» – heißt es: «Das SARS-CoV-2 Virus befällt im Gegensatz zu den Grippeviren vornehmlich Blutgefäßstrukturen ...» Es wird dort auf eine «internationale Studie der Unikliniken Wuppertal, Harvard, Basel, Leuven und Hannover» hingewiesen, in der zugegeben wird: «‹Wir sehen COVID-19 jetzt weniger als alleinige Lungenkrankheit ...›» In der Begründung ist zu lesen:

> «‹Wir konnten erstmals die ausgeprägten und großflächigen Schädigungen der Blutgefäße zeigen, die die Blutzufuhr zu den Endorganen wie etwa Lunge, Herz, Niere oder Gehirn vermindern› ... Besonders in der Lunge ist ein intaktes Gefäßsystem wesentlich für die Aufrechterhaltung der Sauerstoffaufnahme, da über 80% des Lungengewebes aus kleinsten Blutgefäßen besteht.»

Im Vortrag über «Nervensubstanz und Blutsubstanz» führt Rudolf Steiner aus: Zur Erlangung des Ich-Bewusstseins musste der Mensch über Jahrtausende hinweg immer mehr

Todeskräfte in sein Nerven- und Atmungssystem aufnehmen, wozu auch die Anfälligkeit für Infizierungen aller Art gehört. Alle Therapie, alle Verwandlung der Todeskräfte in neues Leben, hat aber ihren Ursprung im Ich, im Geist des Menschen, der im Blut wirkt. Dieser Perspektive der Gesamtentwicklung des Menschen, in welcher der schöpferische Geist die führende Rolle spielt, wird auch im Nachwort nachgegangen.

In den letzten Auflagen ist das Nachwort wiederholt aktualisiert worden. Heute steht für viele Nichtgeimpfte der steigende Druck zur Impfung im Mittelpunkt. Dieses Buch ist besonders für Menschen gedacht, die diesem Druck widerstehen möchten, weil sie die Empfindung haben, dass sie der Impfung nicht trauen können, dass mit ihr etwas gründlich nicht stimmt. Die Geisteswissenschaft gibt ihnen recht, indem sie darauf hinweist, dass die heutige Wissenschaft, auf die sich die Politik beruft, den Geist ganz und gar ignoriert. Und weil der Mensch Geist ist, ignoriert sie den Menschen, von dem sie nur den vergänglichen Körper kennt. Die andere Seite des Ernstes des Geistes ist: Jeder Mensch kann zu jeder Zeit sich auf die Suche nach dem Geist begeben. Individuen, die die Suche nach dem Geist gemeinsam haben, können eine ganz neue Art von Gemeinschaft aufbauen.

Monika Grimm und Pietro Archiati
Rudolf Steiner Ausgaben
(im Winter 2021/22)

Erster Vortrag

Pathologie der Infektionserkrankungen

Störungen des Atmungsrhythmus

Dornach, 7. April 1920

Meine lieben Freunde!

Ich denke, es ist notwendig, dass in unser naturwissenschaftlich-medizinisches Studium das hineindringt, was wir das Zurückgehen auf die wahren Ursprünge der pathologischen Erscheinungen nennen können.

Es ist in der neueren Zeit immer mehr die Tendenz wirksam geworden, von den eigentlichen Ursprüngen abzusehen und die Dinge ins Auge zu fassen, die sich an der Oberfläche abspielen. Und mit diesem Hängenbleiben an der Oberfläche hängt es zusammen, dass man heute in der landläufigen Medizin, in der landläufigen Pathologie, wenn man anfängt, die Beschreibung irgendeines Krankheitstypus zu lesen oder zu hören, dass man meistens darüber unterrichtet wird, was für ein Bazillus in den menschlichen Organismus eingezogen ist, der da diese Krankheit hervorruft.

Es ist natürlich furchtbar leicht, Einwände gegen das Einziehen von niederen Organismen zurückzuweisen. Aus diesem einfachen Grund hat man es nicht nötig, erst darauf hinzuweisen, warum diese niederen Organismen da sind.

Und da sie sich für verschiedene Erkrankungen auch in einer spezifischen Gestalt zeigen, ist es wiederum begreiflich, dass auf diese spezifische Gestalt hingewiesen wird, dass ein Zusammenhang zwischen einer Krankheitsform und einer spezifischen Bakteriengestalt aufgezeigt wird.

Durch diese ganze Anschauung tritt der Irrtum ein, der darin besteht, dass man vom Primären ganz abgelenkt wird. Wenn im Verlauf einer Krankheit in irgendeinem Körperteil sich Bazillen zeigen, ist es ganz natürlich, wenn diese Bazillen in größerer Menge auftreten, dass sie, wie jeder Fremdkörper, gewisse Erscheinungen im Organismus hervorrufen, dass infolge des Vorhandenseins dieser Bazillen allerlei Entzündungen auftreten.

Schreibt man dann alles der Wirksamkeit dieser Bazillen zu, so lenkt man die Aufmerksamkeit nur auf das, was die Bazillen machen, und man lenkt die Aufmerksamkeit vom Ursprung der Erkrankung ab. Denn jedes Mal, wenn im Organismus niedere Organismen einen geeigneten Boden für ihre Entwicklung finden, so ist dieser geeignete Boden durch die primären Ursachen geschaffen.

Auf dieses Gebiet der primären Ursachen muss die Aufmerksamkeit gelenkt werden. Dazu müssen wir zu den Betrachtungswegen zurückfinden, die wir schon eingeschlagen haben und die unsere Aufmerksamkeit in Anspruch nehmen sollen.

Betrachten wir noch einmal die Pflanzendecke, die die Erde bedeckt, das heißt die Summe all dessen, was zur Vegetation der Erde gehört.

Wir müssen uns klar sein darüber, dass diese ganze Vegetation der Erde, wie sie von der Erde dem Weltraum entgegenwächst, nicht bloß von der Erde aus dem Weltraum entgegengeschickt wird, sondern auch vom Weltraum durch Kräfte hinausgezogen wird. Überall im Weltraum wirken Kräfte, wie wir schon gehört haben, die zum Pflanzenwachstum genauso gehören wie die Kräfte, die von der Erde aus in die Pflanze hineinwirken.

Es ist eine fortwährende Wechselwirkung zwischen den Kräften, die von der Erde aus (s. Zeichnung, Umschlag) in

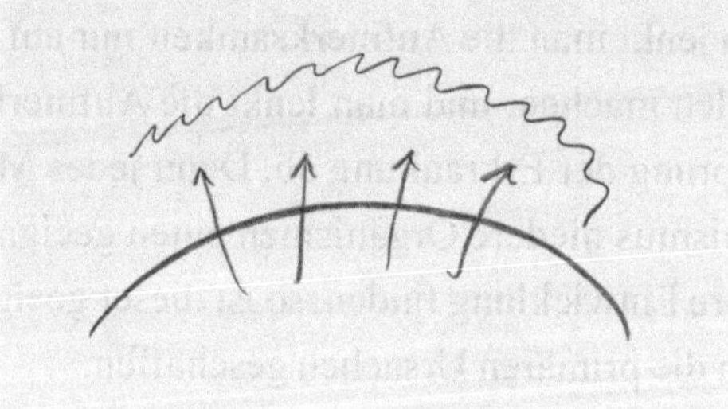

die Pflanze hineinwirken (weiße Pfeile nach oben), und den Kräften, die aus dem außerirdischen Kosmos (Wellenlinie oberhalb) auf die Pflanze einwirken.

Worin besteht diese Wirkungsweise, die in unserer Umgebung fortwährend vorhanden ist? Würde es dazu kommen, dass die Kräfte, die aus dem Kosmos hereinwirken, voll zum Ausdruck kommen und die Pflanze ganz ergreifen – würde die Pflanze[1] nicht auch dafür sorgen, dass diese Kräfte sich zurückziehen, dass sie nicht ganz die Pflanze ergreifen –, so hätte die Pflanze, wenn sie vom Stängel aus der Blüte und dem Samen entgegenwächst, immer die Tendenz, zum Tier zu werden. Es ist in ihr die Tendenz zur Tierwerdung vorhanden. Dem, was da bei der Pflanze aus dem Kosmos wirkt, dem wirkt von der anderen Seite aus der Erde die Tendenz entgegen, das Pflanzensein zu unterdrücken, sich innerhalb des Pflanzenseins zu mineralisieren.

Also, wir machen darauf aufmerksam, dass das Pflanzensein die Mitte hält zwischen dem Hinneigen zum Versalzen – zum Ablagern von Mineralien in der Pflanzensubstanz, zum Mineralisieren – und dem Hinneigen zum Sichentzünden, zum Tierwerden. Das ist etwas, was in der äußeren Natur fortwährend vorhanden ist.

Dies aber, was wir jetzt beschrieben haben, ist auch im menschlichen Organismus selbst fortwährend vorhanden – verinnerlicht, zentralisiert vorhanden. Der menschliche Organismus ist dadurch, dass er eine Lunge hat, eine richtige kleine Erde.

1 In einer der Stenogrammübertragungen – sowie in GA 312, Auflage 1999 und 2020 – heißt es «Planeten». In der 2. Stenogrammübertragung heißt es hingegen «Pflanze», was im Zusammenhang richtig ist. Die Planeten gehören zu den «Kräften, die aus dem Kosmos hereinwirken».

All das, was von der Lunge aus wirkt, wirkt im menschlichen Organismus nach unten geradeso, wie im Pflanzenorganismus die Kräfte von der Erde nach oben wirken und von der Erde aus in den Pflanzenorganismus hineingehen. Und all das, was im menschlichen Organismus durch die Herztätigkeit dem inneren Stoffwechsel der Lunge (von unten) entgegenkommt, das wirkt geradeso wie bei der Pflanze das Kosmische draußen.

Es besteht eine Notwendigkeit im menschlichen Organismus: die Notwendigkeit, dass all das, was sich zuletzt in der Herztätigkeit konzentriert, dem ferngehalten wird, was sich zuletzt in dem inneren Stoffwechsel der Lunge konzentriert. Diese zwei Tätigkeiten dürfen nicht anders aufeinander wirken, als dass zwischen ihnen – wenn ich mich so ausdrücken darf – ein ätherisches oder astralisches «Zwerchfell» da ist. Diese beiden Tätigkeiten müssen auseinandergehalten werden.

Und wir müssen die Frage aufwerfen: Ist dieses Zwerchfell – ich gebrauche dieses Wort nur, um auf ein Bild hinzudeuten –, ist dieses Zwerchfell wirklich vorhanden? Gibt es ein solches Zwerchfell, das die Kopf-, Hals- und Lungentätigkeit davon abhält, sich mit der Bauch-, Herz- und Blutstätigkeit anders zu vermischen als durch den Atmungsrhythmus? Dieses Zwerchfell gibt es, und es ist der Atmungsrhythmus selbst. Und da kommen wir auf das Zusammenstimmen des oberen und des unteren Menschen.

Das, was man rhythmische Tätigkeit im Menschen nennt, dieses rhythmische Erzittern, das sich physisch im Atmungsrhythmus ausdrückt, setzt sich bis in die Äther- und Astraltätigkeit hinein fort und hält auseinander die Erdkräfte des oberen Menschen, die sich in der Lunge konzentrieren, und die Himmelskräfte des unteren Menschen, die durch die Tätigkeit, die im Herzen ihren Ausdruck findet, von unten nach oben wirken – wie sie im Kosmos von der Peripherie nach dem Zentrum der Erde hin wirken.

Stellen wir uns vor, dass der Rhythmus, der da in Betracht kommt, nicht ordentlich wirkt. Dann ist das «Zwerchfell», das ich nur als Bild gebrauche, das nicht physisch da ist, aber durch das Aufeinanderschlagen der Rhythmen bewirkt wird, dann ist dieses Zwerchfell nicht in Ordnung.

Dann kann das eintreten, was analog ist einer zu starken Tätigkeit der Erde für die Pflanze. Wenn in der Pflanze die Salztätigkeit zu stark wird, wird die Pflanze zu mineralisch. Im menschlichen Organismus tritt das ein, dass die «Ätherpflanze», die in die Lunge eingebaut ist und aus der Lunge – wie die physische Pflanze aus der Erde – herauswächst, dass diese Ätherpflanze der Anlass zur Lungenverhärtung wird. Sodass wir finden, dass auch im menschlichen Organismus wie in der Pflanze die Mineralisierungstendenz zu stark werden kann.

Aber es kann auch die Tendenz zur Tierwerdung zu stark werden. Wenn im menschlichen Organismus die Tendenz zur Tierwerdung zu stark wird, dann wird im oberen Teil des

Organismus (s. Zeichnung, oberer Kreis), eine Sphäre geschaffen, die nicht da sein sollte. Es wird eine Sphäre geschaffen, in der die Organe wie in einer Äthersphäre eingebettet sind, die dem günstig ist, was im Organismus nicht

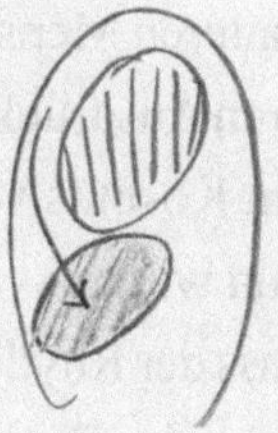

begünstigt werden darf: dem Leben von kleinen Pflanzentieren (i. S. v. Bakterien, Viren).

Da oben wird eine Sphäre geschaffen, die den kleinen Pflanzentieren günstig ist. Woher die kommen, braucht uns gar nicht zu interessieren. Das muss uns interessieren, wodurch für sie eine günstige Lebenssphäre geschaffen wird.

Diese günstige Lebenssphäre darf nicht da sein. Sie muss im Organismus so wirken, dass ihre Tätigkeit sich über den ganzen Organismus ausdehnt. Sie darf nicht als eine besondere Einschlusssphäre hier oben entstehen. Wenn sie sich über den ganzen Organismus ausdehnt, unterhält sie das Leben des ganzen Organismus. Macht sie sich aber als eine kleine Einschlusssphäre geltend, so wird sie die Atmosphäre für die Lebensbedingungen kleiner Pflanzentiere, die wir dann nachweisen können in allem, wenigstens in vielem, was den oberen Menschen krank macht.

So müssen wir im Zurückgehen auf die rhythmische Tätigkeit und ihre Störung das Schaffen einer besonderen Sphäre – statt der allgemeinen, über den ganzen Organismus verbreiteten Sphäre – suchen, um das Rätsel des Bazilleneinflusses im menschlichen Organismus zu lösen. Ohne dass wir auf die geistigen Ursachen zurückgehen, kommen wir nicht dazu, dieses Rätsel zu lösen.

Genau das, was hier für das Leben der Pflanzen vorgeht – ich meine jetzt im Äußeren der Erde (s. Zeichnung links, Kreise) –, genau das geht vor auch im Äußeren der Erde für das Leben der Tiere und des Menschen selbst. Da

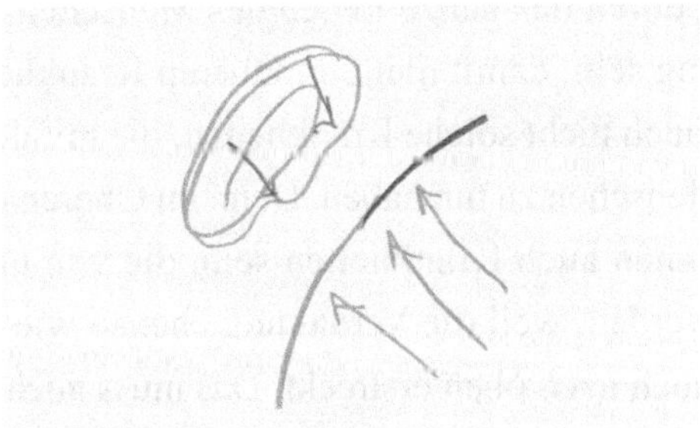

draußen wirken auch auf Mensch und Tier gewisse Kräfte ein (Pfeile links nach unten), die aus dem außerirdischen Kosmos kommen und den Kräften entgegenwirken, die aus dem Inneren der Erde kommen (Pfeile nach oben).

Die Kräfte, die vom Inneren der Erde kommen, die sind für den Menschen in gewissen Organen des oberen Menschen lokalisiert, während die Kräfte, die von außen hereinströmen, beim Menschen in Organen lokalisiert sind, die dem Unterleib angehören. Da muss wieder eine «Scheidewand», wenn ich so sagen darf, geschaffen werden zwischen diesen beiden Betätigungen, die hier in Betracht kommen.

Die normale Regelung dieser Scheidung ist durch die Milztätigkeit des Menschen bewirkt. Wir sehen auch da einen Rhythmus im menschlichen Organismus tätig – nur ist dieser Rhythmus jetzt ein anderer als der Atmungsrhythmus.

Der Atmungsrhythmus erfolgt in kleinen Schwingungen und läuft durch das ganze Leben des Menschen. Er muss in Ordnung sein, damit nicht im Oberen Krankheiten entstehen – auch nicht solche Krankheiten, die mit dem Unteren des Menschen zu tun haben. Denn im Oberen des Menschen können auch Krankheiten sein, die von unten verursacht werden, weil die Verdauung ebenso wie nach unten sich auch nach oben erstreckt. Das muss auch geschieden werden.

Wir können den Menschen nicht schematisch geteilt denken, weil die einzelnen Glieder einander durchdringen, aber es muss wie eine Scheidewand da sein zwischen dem, was von oben so wirkt wie das, was von der Erde her kommt, und dem, was von unten so wirkt wie das, was aus dem himmlischen Raum kommt.

Wir schicken die Kräfte unseres unteren Menschen den Kräften entgegen, die aus unserem oberen Menschen kommen. Für jede menschliche Individualität muss zwischen beiden ein geregelter Rhythmus bestehen, der sich in dem richtigen Verhältnis zwischen Wachen und Schlafen ausdrückt. Jedes Mal, wenn wir wachen, ist der eine Ausschlag dieses Rhythmus da, und jedes Mal, wenn wir schlafen, ist der andere Ausschlag dieses Rhythmus da.

In diesen Rhythmus – Wachen und Schlafen, Wachen und Schlafen – ordnen sich, wie kleinere Wellen im Rhythmus bewirkend, die anderen rhythmischen Abläufe ein, die dadurch herbeigeführt werden, dass wir im Wachzustand nur mit unserem oberen Menschen wachen und mit unserem unteren Menschen schlafen. Es findet zwischen dem oberen und dem unteren Menschen eine fortwährende rhythmische Tätigkeit statt, die nur eingefangen wird in einen größeren Rhythmus durch die Abwechslung von Wachen und Schlafen.

Denken wir uns, es kommt zu einer Durchbrechung dieser «Grenze», die in dem Rhythmus zwischen dem oberen und dem unteren Menschen besteht. Was geschieht dann?

Dann geschieht das, dass von oben her die obere Tätigkeit des Menschen in den Unterleib einbricht (s. Zeichnung S. 18, Pfeil nach unten). Es kommt ein ätherischer Durchbruch zustande. Was ätherisch bloß im Oberleib des

Menschen tätig sein soll, das dringt in den Unterleib ein. Ein Durchbruch feinerer Kräfte findet da statt.

Dadurch aber, dass ein Durchbruch feinerer Kräfte in den Unterleib hinein stattfindet, wird da unten eine solche Sphäre geschaffen, die nicht da sein soll, die nicht im Unterleib lokalisiert sein soll, sondern über den ganzen Menschen verbreitet sein muss. Und als Folge eines solchen Durchbruchs tritt eine Art Vergiftung, eine Intoxikation des Unterleibes ein (s. Zeichnung S. 18, gelbe Fläche im unteren Kreis – vgl. auch den Umschlag).

Die Tätigkeit des Unterleibes kann nicht mehr in ordentlicher Weise ausgeführt werden, wenn die Tätigkeit des Oberleibes in dieser Weise eintritt. Aber außerdem ist das, was hier unten als eine neue Sphäre geschaffen wird, eine günstige Atmosphäre für niedere Organismen, für Mikroorganismen tierischer oder pflanzlicher Art.

Durch diesen Durchbruch von oben nach unten wird im Menschen das hervorgerufen, was im Unterleib zum abdominalen Typhus[2] wird (s. Notizbucheintragungen S. 41). Dadurch, dass als Begleiterscheinung eine solche Atmosphäre auftritt, die im Unterleib lokalisiert ist, wird für den Typhusbazillus das geschaffen, was seine Lebensbedingungen sind.

---

2 Typhus abdominalis: Infektionskrankheit des Verdauungskanals mit Fieber, Schmerzen, Milzschwellung, Benommenheit, Apathie, Hauteffloreszenzen, Durchfällen und Darmgeschwüren (Duden).

Da haben wir reinlich auseinandergehalten das, was primär ist, und das, was sekundär ist.

Wir werden uns dann, wenn wir das, was primär ist, reinlich von dem auseinanderhalten, was sekundär ist, wir werden uns dann auch sagen: Wir müssen unterscheiden zwischen dem, was die ursprünglichen Gründe für eine solche Erkrankung sind, und dem, was als entzündliche Erscheinung dadurch entsteht, dass besonders im Dünndarm das ganze Heer einer Darmfauna oder -flora auftritt.

Wir brauchen uns nicht weiter über ihre Herkunft zu unterhalten, denn sie können nicht da vegetieren oder animalisieren, wenn ihnen nicht dazu die Atmosphäre geschaffen wird. All das, was im Dünndarm einschließlich der Bazillen physisch auftritt, was da als Tätigkeit dieser vegetabilisch-animalischen oder animalisch-vegetabilischen Wesenheiten auftritt, all das ist die Reaktion auf den Vorgang des Durchbruchs der oberen Tätigkeit in die untere Tätigkeit des menschlichen Organismus. All das ist schon Folgeerscheinung.

Es wird sich darum handeln, den Heilungsprozess nicht dadurch zu suchen, dass man auf das Sekundäre geht, sondern dadurch, dass man auf das Primäre geht. Über das Primäre wollen wir sprechen, denn über diese Dinge lässt sich nur sprechen, wenn man in der Lage ist, auf die wahren Ursachen zurückzugehen.

Das ist heute der landläufigen Medizin, der offiziellen Medizin, gar nicht möglich, weil sie eine Betrachtung ausschließt, die von den materiellen Prozessen zu den geistigen Prozessen übergeht. Allem Materiellen liegt aber das Geistige zugrunde. Und wir werden uns mit Leichtigkeit das Krankheitsbild gerade von Typhus abdominalis bilden können, wenn wir das ins Auge fassen, was wir eben auseinandergesetzt haben.

Diese Erkrankung, die sehr häufig mit katarrhalischen Erscheinungen[3] der Lunge (s. Notizbucheintragungen S. 42) verknüpft ist, ist auch mit Bewusstseinsstörungen verknüpft. Diese katarrhalischen Erscheinungen der Lunge kommen daher, dass das, was im unteren Menschen auftritt, dem oberen Menschen entzogen wird.

Wenn der Durchbruch nach unten geschehen ist, dann ist im oberen Menschen das nicht mehr enthalten, was im unteren Menschen auftritt. Die Organe, die im oberen Menschen das Bewusstsein vermitteln, können nicht mehr ordentlich wirken, wenn der Durchbruch dessen in den unteren Menschen geschehen ist, was ihre Tätigkeit vermitteln sollte. Das ganze Bild des Typhus abdominalis tritt uns vor das Seelenauge, wenn wir diese primäre Ursächlichkeit ins Auge fassen.

Was man sonst nur von außen anschaut – das äußerliche Zusammenkommen von nicht zusammengehörigen

3 Katarrh: Schleimhautentzündung (besonders der Atmungsorgane) mit meist reichlichen Absonderungen (die serös, schleimig, eitrig und desquamativ sein können).

Symptomen –, das tritt einem so entgegen, dass man es aus seinen Daseinsbedingungen malen kann. Das kann im Unterbewusstsein so stark wirken, dass im Menschen der Drang entsteht, es sozusagen prophetisch zu objektivieren, bevor es sich in den Organismus selbst hineinmalt.

Dann wird der Mensch den Drang spüren, das, was sich seinem Oberleib entzieht, durch blaue Farbflächen zu malen, und das, was in den Unterleib einzieht, durch rote Farbflächen zu malen.

Wenn irgendein Individuum herumgeht, das sich berufen fühlt, nicht Schneider oder Schuster, sondern Künstler zu sein, das aber wenig gelernt hat in Bezug auf die Technik des Malens, dann können wir es erleben, dass, wenn dieses Individuum zu gleicher Zeit stark genug ist, robust genug ist, die Unterleibserkrankungen zu unterdrücken (beide Stenogrammübertragungen: unterstützen), die fortwährend entstehen wollen – wozu man nicht äußerlich robust sein muss –, dass dieses Individuum dann seine Unterleibserkrankungen an die Wand (malend) objektiviert, statt sie in den Leib hereinzunehmen.

Wir finden in der expressionistischen Malerei die Produkte (eine Stenogrammübertragung: die Farben) dieser merkwürdigen Tätigkeit. Wir finden das in vielem, was bei der expressionistischen Malerei zutage tritt. In all dem, was in den roten und gelben Farben hervortritt, finden wir das Befinden des Betreffenden in Bezug auf seinen Unterleib, und in all dem, was blauviolett darin ist, finden wir einen Hinweis auf sein Befinden im Oberleib – in der Lunge und in all dem, was sich mit der Lungentätigkeit nach dem Haupt hinauf rhythmisch betätigt.

Wenn wir auf solche Dinge eingehen, werden wir auch einen merkwürdigen Einklang zwischen dem finden, was ein Mensch überhaupt tut, und dem, wie er innerlich organisiert ist. Wir werden uns aus der Art, wie sich ein Mensch darlebt, eine Intuition, ein Bild verschaffen können von dem Funktionieren seines Leibes.

Denn es ist ganz falsch, zu glauben, dass die Tätigkeit, die der Mensch in der äußeren Welt durch sein ganzes Auftreten, durch sein ganzes Tun entfaltet, nur von seinem Nervensystem abhängt. Es hängt vom ganzen Menschen ab. Es ist ein Bild des ganzen Menschen, und man kann es zu einer intuitiven Anschauung davon bringen.

Man kann schon beim Kind beobachten, wie dieser Mensch beschaffen ist, wie er dem späteren Alter entgegenstrebt, wenn man sich vergegenwärtigt, wie ein Mensch, der dazu verurteilt ist, im späteren Alter all die Schädigungen eines zurückgebliebenen Wachstums auf sich zu nehmen, wie er in der Kindheit zeigt, dass das, was er nicht nach oben kommen lässt, ihn dazu veranlasst, plump, stark aufzutreten. Aus der Art und Weise, wie ein Kind leicht oder stark auftritt, können wir uns eine intuitive Vorstellung von dem machen, wie es wachsen wird.

Zahlreiche ähnliche Erscheinungen weisen uns darauf hin, wie die ganze Geste, die ganze Gebärde des menschlichen Auftretens nichts anderes ist als eine in Bewegung gekommene Wechselwirkung der inneren Glieder des menschlichen Organismus.

Es wäre zu wünschen, dass solche Dinge in das medizinische Studium aufgenommen werden, denn da sind die günstigsten Vorbedingungen für diese Dinge. Ist man ein junger Mensch im Beginn seiner 20er Jahre, so hat man die größtmögliche Gelegenheit, sich in solche Dinge hineinzuvertiefen. Sobald die 30er Jahre erlangt sind, hat man dieses Talent verloren. Da kann man sich nicht mehr so leicht in diese Dinge hineinfinden.

Man kann sich dann dazu erziehen, man kann sich dazu trainieren, um sich in solche Intuitionen hineinzuversetzen. Man kann sich durch die Anlagen, die einem trotz der verheerenden Dressur unseres mittleren und höheren Studiums geblieben sind – durch ein Sichzurückversetzen in das, was einem aus der Kindheit an aktiven Kräften geblieben ist ,man kann sich dadurch zu einem Anschauen des ganzen Menschen trainieren. Aber wenn im medizinischen Studium der Anatomie und Physiologie der richtige Wert auf das innere Plastizieren gelegt würde, dann würde das beim Behandeln der Menschheit ungeheuer helfen.

Auch jene Erkrankungen müssen nach ihren primären Ursachen angeschaut werden, die, trotzdem sie die geschilderten primären Ursachen im Menschen haben, auch epidemisch auftreten können.

Denn bei all den Menschen, die leicht zu einer Schädigung ihres Kopf-Brust-Rhythmus neigen, der das Gröbste im Atmungsrhythmus hat, bei all diesen Menschen ist eine Disposition vorhanden, gewisse atmosphärische Erscheinungen, auch gewisse außertellurische (außerirdische) Erscheinungen stark auf sich wirken zu lassen. Von anderen, die von vornherein in gesunder Weise in Bezug auf ihr Atmungssystem eingerichtet sind, wird gegen solche Einflüsse Widerstand geleistet.

Denken wir zum Beispiel – ich will nur etwas herausgreifen, es ist natürlich wiederum so, dass immer andere Ursachen störend eingreifen können, aber wenn man die Sache in dieser Weise schildert, kann man verstehen, worauf es ankommt –, denken wir, man hätte es in einem Winter mit einer starken Beeinflussung durch die Sonnentätigkeit zu tun – ich meine jetzt nicht die Lichtwirkungen, sondern die Sonnentätigkeit –, verbunden mit den äußeren Planeten Mars, Jupiter und Saturn.[4] Eine solche Winterkonstellation

---

4 Das Zusammentreffen von Jupiter und Saturn am Himmel wird als «große Konjunktion» bezeichnet. Sie tritt etwa alle 20 Jahre ein. In *Wikipedia,* Konjunktion (Astronomie), Stand 23.3.2020, ist zu lesen: «Konjunktion Mars-Jupiter und der weiter östlich stehende Saturn am Morgen des 20. März 2020». Der 20. März 2020 ist der Tag, an dem

wirkt anders, als wenn durch das fernab Stehen von Mars, Jupiter und Saturn die Sonnentätigkeit für sich allein zur Geltung kommt.

Wenn ein solcher Winter da ist – man kann es schon an den atmosphärischen Erscheinungen bemerken, die anders sind als sonst –, wenn ein solcher Winter da ist, dann wird bei dazu disponierten Personen ein starker Einfluss auf die rhythmische Tätigkeit ausgeübt, die zwischen Brust und Kopf verläuft und ihren gröbsten Ausdruck in der Atmungstätigkeit findet.

Die Neigung, diesen Rhythmus unregelmäßig zu machen, wird durch eine solche kosmische Konstellation wesentlich verstärkt. Bei den Menschen, die aus gesunden Verhältnissen heraus geboren sind, dic in Bezug auf ihr Inneres robust sind – sie können äußerlich schmächtig sein –, bei denen ist ein sehr stark geregelter Atmungsrhythmus da, und entsprechend ist überhaupt der Kopf-Brust-Rhythmus stark geregelt. Ein solcher innerlich gefestigter Rhythmus lässt sich nicht leicht von dem bestimmen, was von außen wirkt. Da müssen schon starke Insulte (Attacken, Angriffe) kommen, wenn sie ihn bestimmen wollen.

Auf Menschen aber, bei denen dieser Rhythmus schon unregelmäßig verläuft, auf sie wirkt ein solcher Einfluss, wie wir ihn eben geschildert haben, außerordentlich stark.

---

durch die Corona-Epidemie allein in Italien die Zahl der täglichen Toten einen ersten Höhepunkt von fast 800 erreicht hat.

Denn der schon geschädigte Rhythmus hat die Tendenz, sich noch weiter schädigen zu lassen, und all die Menschen, die mit einer solchen Disposition an den Orten der Erde auftreten, auf die diese Konstellation des Himmels besonders wirkt, all diese Menschen sind Kandidaten für die sogenannte Influenza (s. Notizbucheintragungen S. 42) oder Grippe. Diese Disposition muss da sein, wenn der besondere Boden für so etwas wie Influenza oder Grippe geschaffen werden soll.

Dagegen ist in einem anderen Fall etwas Komplizierteres vorhanden. Alle rhythmische Tätigkeit des Menschen ist natürlich so, dass, trotzdem jeder einzelne Rhythmus – der kontinuierliche, fortdauernde Rhythmus, der in der Atmung seinen gröbsten Ausdruck bekommt, und auch der Rhythmus, der vom Schlafen-Wachen-Rhythmus beeinflusst wird –, trotzdem jeder einzelne Rhythmus eine Einheit für sich bildet, sie alle zusammen wiederum eine Einheit in dem ganzen rhythmischen System des Menschen bilden.

Und es kann der Fall eintreten, dass dadurch, dass der obere Rhythmus, der Kopf-Brust-Rhythmus, schwach ist, sich der untere Rhythmus zu stark geltend macht. Wenn der obere Rhythmus zu schwach ist, also schon aus seiner richtigen Lage heraus ist, dann hat er die Neigung, sich durch den unteren Rhythmus noch unregelmäßiger machen zu lassen. Dann wirkt der untere Rhythmus, der von der Milztätigkeit und noch von anderen Tätigkeiten ausgeht, auf die wir noch zu sprechen kommen, dann wirkt der untere Rhythmus zu stark nach oben.

Dadurch wird die Disposition dazu geschaffen, dass eine Hypertrophie (Übersteigerung) des oberen Verdauungsprozesses mit all ihren Folgeerscheinungen hervorgerufen wird. Und es wird wieder eine besonders günstige Sphäre für die Lebensbedingungen gewisser niederer Organismen geschaffen. Das ganze Bild, das dann auftritt, ist so, dass sich in die obere Organisation Entzündungs- oder auch Lähmungserscheinungen einschleichen, dass sich in der oberen Organisation sogar die Anfänge von organischen Missbildungen, von organischen Neubildungen zeigen.

Kurz, wir haben das Krankheitsbild der Diphtherie.[5] Es ist eine Art Durchbruch von unten nach oben, entgegengesetzt dem Typhusdurchbruch, der von oben nach unten erfolgt. Und es ist im Wesentlichen durch das hervorgerufen, was wir gerade geschildert haben.

Alle diese Dinge sind natürlich auch so, dass man dabei das Lebensalter des Menschen berücksichtigen muss. Während der Kindheitsepoche des Menschen muss das ganze Zusammenwirken des oberen und des unteren Menschen – also

---

5 Diphtherie: Halsbräune; durch Corynebacterium diphtheriae hervorgerufene allgemeine Infektionskrankheit mit Bildung häutiger Beläge auf den Tonsillen (Mandeln) und auf den Schleimhäuten verschiedener Organe (z. B. Nase).

auch die vermittelnde rhythmische Tätigkeit –, ein ganz anderes sein als im späteren Leben.

Im Kindheitsalter muss eine viel stärkere Wirkung des oberen Menschen auf den unteren Menschen ausgeübt werden als im späteren Leben. Das Kind «denkt» in Wirklichkeit viel mehr als der erwachsene Mensch, so sonderbar das klingt. Nur werden die Gedanken des Kindes nicht bewusst, sondern gehen in den Organismus hinein und treten auf in seinem Wachsen, in seinen (seinem) Formen. Besonders in den ersten Lebensjahren ist das sehr stark, dass die Denktätigkeit auf die Bildekräfte des Leibes verwendet wird.

Braucht dann der Leib nicht mehr so viel von den Bildekräften für sich zu verwenden, so staut er sie zurück, und sie werden Gedanken- und Gedächtniskräfte. Das Gedächtnis tritt erst dann hervor, wenn der Organismus die Bildekräfte weniger in Anspruch nimmt. Denn die Kräfte, die organisch dem Denken und der Erinnerung zugrunde liegen, sind umgewandelte Wachstums- und Bildekräfte, die in den ersten Lebensjahren besonders stark für das Plastizieren des Organismus in Anspruch genommen werden.

Alles beruht auf Metamorphose. Was uns als Geistiges entgegentritt, das ist nur das Zurückvergeistigte dessen, was früher als Geist in die Materie eingezogen ist und mehr leiblich gewirkt hat.

Daher muss es begreiflich erscheinen, dass gerade im Kind starke Abwehrkräfte vorhanden sein müssen gegen manches, was im Unterleib auftritt. Im Unterleib tritt besonders das auf, was himmlisch ist, was außerirdisch ist. Denken wir, es ist eine besondere Konstellation im Außerirdischen da, bewirkt durch die Stellung der Sonne zu den Planeten, die so wirkt, dass eine starke Spiegelung dieser Sternenkonstellation im menschlichen Unterleib entsteht. Was wird die Folge sein?

Beim Erwachsenen, der die rhythmische Tätigkeit zwischen dem oberen und dem unteren Menschen schon zu einer gewissen Beruhigung gebracht hat, wird das wenig ausmachen. Beim Kind aber wird ein starkes Abwehren dessen stattfinden müssen, was da aus dem Kosmos im Unterleib sich spiegeln will. Wenn durch eine besondere kosmische Konstellation der Unterleib des Kindes sehr stark affiziert wird, muss sich der obere Mensch des Kindes außerordentlich stark wehren.

Und dieses krampfhafte Anwenden von Kräften, die im kindlichen oberen Menschen nicht so stark angewendet werden sollten, das gibt die epidemische Genickstarre (s. Notizbucheintragungen S. 42) – Meningitis cerebrospinalis epidemica.[6]

Sodass wir hier in die Art und Weise hineinsehen können, wie die Dinge aus der außermenschlichen Natur in den

---

6 Meningitis cerebrospinalis epidemica: epidemische Genickstarre, mit schmerzhafter Nackensteifigkeit, Fieber, Erbrechen, Flexionskontraktur der unteren Extremitäten und Muskelzittern einhergehende infektiöse Entzündung der Hirn- und Rückenmarkshäute.

Menschen hineingeschickt werden. Wenn wir das wieder in unserer Anschauung haben, können wir das ganze Bild der Meningitis bis in die Versteifung der Nackenmuskeln hinein verfolgen. Wir können das Bild malen, denn es müssen dadurch, dass beim Kind eine solche Anstrengung des oberen Menschen stattfindet, es müssen entzündliche Erscheinungen in den oberen Organen eintreten, in den Häuten des Rückenmarks und des Gehirns, die dann so wirken, dass sie die anderen Erscheinungen im Gefolge haben.

Es ist vor allen Dingen notwendig, dass der Blick für das Zusammenschauen des ganzen Menschen geschärft wird – erstens in Bezug auf die Wechselwirkung seiner eigenen Glieder, und zweitens in Bezug auf die Wechselwirkung dessen, was in ihm ist, mit der außermenschlichen und außerirdischen Natur.

Ich möchte natürlich nicht, dass durch solche Dinge gerade die Horoskopstellerei und dergleichen überhandnimmt, die ich in vieler Beziehung, wie sie heute auftritt, für den größten Unfug halte. Es genügt schon, wenn man ein Bewusstsein davon hat, woher die Dinge kommen.

Und wir werden noch sehen, dass dieses Bewusstsein für den Heilungsprozess notwendig ist. Denn es kommt dabei weniger darauf an, dass wir sagen: Durch die Quadratur dieses Sternes mit jenem Stern wird dies und jenes hervorgerufen – das kann uns unter Umständen für die Diagnose nützen, aber nicht darauf kommt es an. Das, worauf es ankommt, ist, dass wir heilen können.

Und da werden wir dann morgen von dieser heutigen Betrachtung zu der Betrachtung jener Substanzen in der außermenschlichen Natur übergehen, die Abwehrsubstanzen sind, die Abwehrkräfte für das enthalten, was in den menschlichen Organismus hereingeschickt wird.

Es wäre überhaupt notwendig, dass dieses Erkennen des oberen und des unteren Menschen in der ärztlichen Wissenschaft mehr Platz greift. Denn ich meine, dass aus der Kraft dieses Erkennens ein Zusammenwirken der Ärzte im Interesse der menschlichen Gesundheit hervorgehen würde.

Wenn sich der Arzt spezialisiert, so verliert er das Interesse für den Gesamtmenschen. Ich will nicht sagen, dass der Arzt sich nicht spezialisieren soll, weil einfach die Technik, die im Laufe der Zeit aufgetreten ist, die Spezialisierung bis zu einem gewissen Grad erfordert. Aber wenn das Spezialisieren eintritt, dann soll das Zusammenwirken, das Sozialisieren der spezialisierten Ärzte immer größer werden.

Dies wird auch ersichtlich, wenn man etwas wie das betrachtet, nach dem auch gefragt worden ist: Ich meine die Pyorrhoea alveolaris,[7] die Eiterung des Alveolarrandes. Wenn das auftritt, so hat man es nicht bloß mit etwas

7 Alveolarpyorrhö(e): ältere Bezeichnung für eitrigen Ausfluss aus dem Zahnbett. (s. auch Notizbucheintragungen S. 43).

Lokalem zu tun, wie manche glauben, sondern man hat es immer mit einer Disposition des ganzen Organismus zu tun, die sich in der Zahngegend nur lokalisiert.

Würde zur Gewohnheit werden, dass Zahnärzte, die das Auftreten dieser Krankheit bemerken, durch andere Ärzte dafür sorgen, dass der Gedanke bei ihnen aufkommt: Der betreffende Mensch, bei dem diese Eiterung aufgetreten ist, ist mit einer gewissen Wahrscheinlichkeit ein Kandidat des Diabetes, dann könnte sehr Wohltätiges geleistet werden. Denn das, was wir schon charakterisiert haben, was als Keim des Diabetes in der Pyorrhoea alveolaris zum Ausdruck kommt, das ist leicht zu behandeln, solange es im oberen Menschen bleibt.

Das ist das, was viel zu wenig berücksichtigt wird, dass der untere Mensch auf den oberen Menschen übergreifen kann, und dass dann eine ungehörige Verarmung des unteren oder «Bereicherung» des oberen Menschen eintritt. Tritt die Neigung zum entzündlichen Zustand im oberen Menschen ein, so gibt es die eine Form der Erkrankung; tritt sie im unteren Menschen ein, so gibt es die polare, die entgegengesetzte Form der Erkrankung. Darauf kommt furchtbar viel an.

Es wird daher begreiflich erscheinen, dass der ganze Ätherleib, der die Wachstumskräfte des Menschen enthält, in der Kindheit anders als im späteren Alter wirken muss.

In der Kindheit muss der Ätherleib viel mehr in die physischen Funktionen eingreifen. Er muss Organe haben, in denen er unmittelbar Angriffspunkte hat. Besonders im Fötalleben (Leben des Fötus) ist es notwendig, dass der Ätherleib unmittelbar Angriffspunkte hat, um auf den physischen Leib zu wirken.

Das ist aber auch noch in der ersten Kindheit der Fall, wo nicht nur Formen gebildet werden, sondern wo gewachsen wird, wo beim Wachsen, beim immer größer Werden, die plastische Kraft ausgeübt werden muss. Daher sind Organe wie die Thymusdrüse[8] und bis zu einem gewissen Grad die Schilddrüse notwendig, die ihre größte Aufgabe im kindlichen Alter haben, die dann zurückgebildet werden und in der Rückbildung entarten, wenn sie zu stark von den physischen Kräften ergriffen werden.

Es ist notwendig, dass im kindlichen Lebensalter ein starker Chemismus[9] in der Organisation stattfindet, der später mehr durch Wärmewirkungen ersetzt wird.

Der Mensch durchläuft in seinem Leben das, was durch das Spektrum selbst mehr als nur symbolisiert wird, wenn wir auf den mehr chemischen Teil des Spektrums (s.

8 Thymusdrüse [Reifungsort der T-Lymphozyten] bzw. Thymus: Bries, im oberen Brustraum hinter dem Brustbein liegendes drüsenartiges Gebilde ohne Ausführungsgang, das sich nach dem Kindesalter zurückbildet (Einfluss vor allem auf Stoffwechsel und Wachstum).
9 Chemismus: Gesamtheit der chemischen Vorgänge bei Stoffumwandlungen (besonders im Tier- oder Pflanzenkörper).

Zeichnung: Violett, Blau), dann auf den Lichtteil des Spektrums (Grün, Gelb), dann auf den Wärmeteil des Spektrums (Rot) schauen. Der Mensch macht ein Organisieren durch, das diese Richtung hat (durchgehender Pfeil nach links).

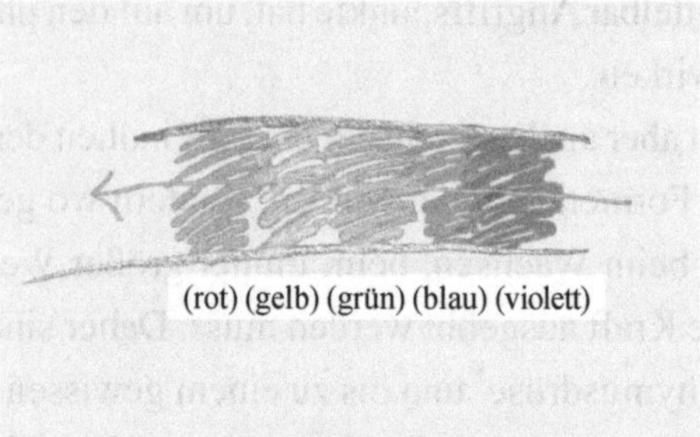

Der Mensch ist in der Kindheit mehr auf die chemisch wirkenden Tätigkeiten angewiesen. Er geht dann auf die lichtwirkenden und später auf die wärmewirkenden Tätigkeiten über. Die Organe, die es dem Ätherleib möglich machen, den Chemismus im physischen Leib zu fördern, das sind solche Drüsen wie die Schilddrüse, die Thymusdrüse und die Nebennieren. Deshalb hängt auch, weil der Chemismus an diese Organe gebunden ist, deshalb hängt auch das Inkarnat (die Fleischfarbe) des Menschen mit der Tätigkeit dieser Organe, das heißt mit der dahinterliegenden ätherischen Tätigkeit, in hohem Maß zusammen.

Unter den Funktionen der Nebennieren ist eine diese: ob sie den Menschen blass oder rotbackig machen. Entarten die Nebennieren, so muss das in der Farbgebung der Haut zum

Ausdruck kommen. Wir brauchen uns nur an die sogenannte Addison-Krankheit zu erinnern, die auf einer Entartung der Nebennieren beruht, wo der Mensch braun wird, und wir werden tief in diese Zusammenhänge hineinschauen können.

Das alles weist uns auf den Chemismus des Organismus hin. Er ist es, der sich im Fötalleben geltend macht, während für das Leben vom 14. Jahr aufwärts mehr die Lichtwirkungen in Betracht kommen. Später treten mehr jene Tätigkeiten ein, die für das Wärmeleben in Betracht kommen. Darin liegt ein wichtiger, ein außerordentlich wichtiger Fingerzeig auf den menschlichen Lebenslauf überhaupt.

Das kindliche Leben, ganz besonders das Fötalleben, stellt eine Art von überwiegendem Salzprozess dar, das mittlere Leben, aber mehr nach der Kindheit zu gelegen, eine Art von Merkurprozess, und das ältere Leben – in der Beziehung, die ich jetzt charakterisiert habe –, eine Art von Sulfurprozess. Sodass man im kindlichen Alter auf den Salzprozess am meisten achten muss, im mittleren Alter auf den Merkurprozess, und im späteren Alter auf den Sulfur- oder Phosphorprozess. Die müssen jeweils am meisten geregelt werden.

Wenn wir ins Auge fassen, dass im menschlichen Organismus vorhanden ist die Dreiheit von organisierendem Chemismus, Lichtprozessen und Wärmeprozessen – von Salz-, Merkur- und Sulfurprozessen –, so werden wir auch eine Vorstellung davon bekommen, wie der ganze Lebenslauf organisierend auf den Menschen wirkt.

Die Lebensweise – ich meine jetzt nicht bloß die Ernährung, sondern das ganze Tun des Menschen – wirkt beim Kind chemisierend, wirkt beim Kind stark in den Organismus eingreifend. Ein stärkerer Lichtprozess wirkt beim jungen Menschen so auf den Organismus, dass da der Keim zu all dem gelegt wird, was auch seelische Störungen hervorrufen kann.

Man ist im jugendlichen Alter am empfänglichsten für die Eindrücke von der Außenwelt. Ob uns in diesem Lebensalter ein äußeres Leben entgegentritt, das unlogisch aufgebaut ist, oder ein äußeres Leben, das logisch aufgebaut ist, das hat für die ganze Seelenkonstitution des späteren Lebenslaufs eine große Bedeutung.

Von diesen Dingen werden wir dann morgen weitersprechen. Von dem Pathologischen, das wir heute besprochen haben, werden wir dann auf das Therapeutische übergehen.

Notizbucheintragungen
S. 41-44

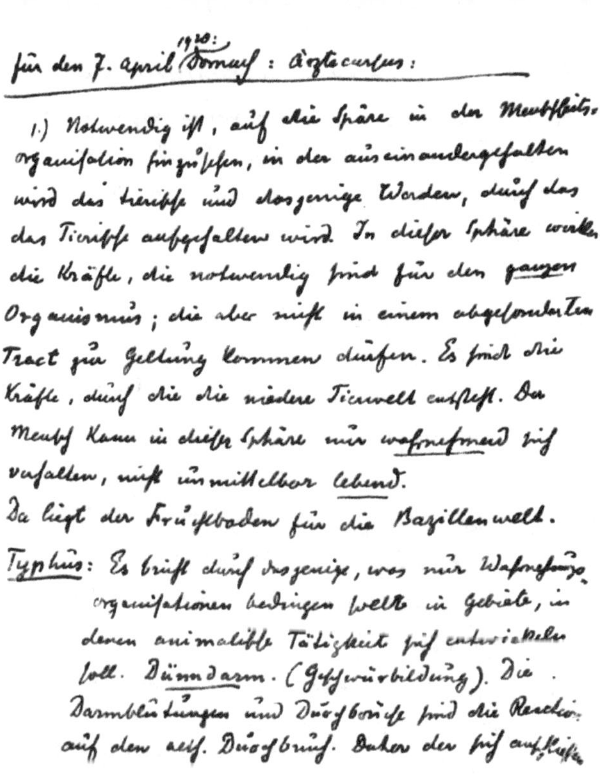

für den 7. April 1920: Dornach: Ärztecursus:

1.) Notwendig ist, auf die Sp(h)äre in der Menschheits-organisation hinzusehen, in der auseinandergehalten wird das tierische und dasjenige Werden, durch das das Tierische aufgehalten wird. In dieser Sphäre wirken die Kräfte, dic notwendig sind für den *ganzen* Organismus; die aber nicht in einem abgesonderten Tract zur Geltung kommen dürfen. Es sind die Kräfte, durch die die niedere Tierwelt entsteht. Der Mensch kann in dieser Sphäre nur *wahrnehmend* sich verhalten, nicht unmittelbar *lebend.*

Da liegt der Fruchtboden für die Bazillenwelt.

Typhus: Es bricht durch dasjenige, was nur Wahrnehmungs-organisationen bedingen sollte in Gebiete, in denen animalische Tätigkeit sich entwickeln soll. *Dünndarm.* (Geschwürbildung). Die Darmblutungen und Durchbrüche sind die Reaction auf den aeth. Durchbruch. Daher der sich anschließen(de)

Lungenkatarrh und die Bewußtseinsstörungen.
Der *Lungenkatarrh*: es ist der Lunge entzogen,
was sie in sich behalten muß. Sie ist in den
oberen Menschen so eingeschaltet, dass ihr
Gedeihen von den oberen Kräften abhängt.

Influenza: die Ursachen sind in dem Unvermögen
zu suchen den oberen Menschen und den
unteren in den entsprechenden Rhythmus
zu bringen.

Diphterie: Hals, Kehlkopf, Nase. *Membran*. (Erstickung)
Herzlähmung. Schlundlähmung.
Augenmuskellähmung. Nieren-Erkrankungen
(nicht primär).

Genickstarre (Meningitis cerebrospinalis epidemica)
1905. Ungünstige hygienische Verhältnisse, schlechte
Nahrung. Unreinlichkeit. *Kinderkrankheit* 80%

Lungenkatarrh und die Bewußtseinsstörungen.
Der *Lungenkatarrh:* es ist der Lunge entzogen,
was sie in sich behalten muß. Sie ist in den
oberen Menschen so eingeschaltet, dass ihr
Gedeihen von den oberen Kräften abhängt.

Influenza: die Ursachen sind in dem Unvermögen
zu suchen den oberen Menschen und den
unteren in den entsprechenden Rhythmus
zu bringen.

Diphterie: Hals, Kehlkopf, Nase. *Membran.* (Erstickung)
Herzlähmung. Schlundlähmung.
Augenmuskellähmung. Nieren-Erkrankungen
(nicht primär).

Genickstarre (Meningitis cerebrospinalis epidemica)
1905. Ungünstige hygienische Verhältnisse, schlechte
Nahrung. Unreinlichkeit. *Kinderkrankheit* 80%

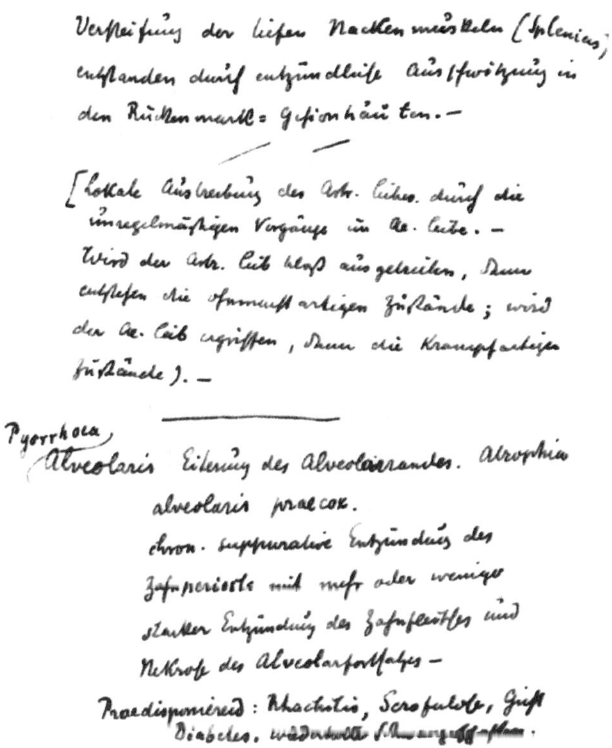
Versteifung der tiefen Nackenmuskeln (Splenius)
entstanden durch entzündliche Ausschwitzung in
den Rückenmark-Gehirnhäuten. –

[Lokale Austreibung des Astr. Leibes durch die
unregelmäßigen Vorgänge im Ae. Leibe. –
Wird der Astr. Leib bloß ausgetrieben, dann
entstehen die ohnmachtartigen Zustände; wird
der Ae. Leib ergriffen, dann die krampfartigen
Zustände). –

Pyorrhoea Alveolaris Eiterung des Alveolarrandes. Atrophia
alveolaris praecox.
chron. suppurative Entzündung des
Zahnperiosts mit mehr oder weniger
starker Entzündung des Zahnfleisches und
Nekrose des Alveolarfortsatzes –

Praedisponierend: Rhachitis, Scrofulose, Gicht
Diabetes, wiederholte Schwangerschaften.

Bei Schild- und Thymusdrüse: der Aetherleib tritt
in späteren Lebensaltern dafür ein.
Auch die Nebennieren sind bei Erwachsenen
Kleiner als beim Fötus und Säugling.
Entartung: Addisonische Krankheit
bronzige Hautfärbung.

Diese Drüsen stehen in Zusammenhang mit dem
Chemismus des Organismus. –

Bei *Schild-* und *Thymusdrüse:* der Aetherleib tritt
in späteren Lebensaltern dafür ein.
Auch die *Nebennieren* sind bei Erwachsenen
kleiner als beim Fötus und Säugling.
Entartung: Addisonische Krankheit
bronzige Hautfärbung.
Diese Drüsen stehen in Zusammenhang mit dem
Chemismus des Organismus. –

Zweiter Vortrag

Therapie der Infektionserkrankungen

Das Phantom des Antimons im Menschen

Dornach, 8. April 1920

Meine lieben Freunde!

Ich werde versuchen, so viel wie möglich heute und morgen noch aufzuarbeiten. Es ist nur eine allererste Anregung, die in diesem Kurs hat gegeben werden können. Es handelt sich bei einer solchen Anregung hauptsächlich darum, den Weg genauer kennenzulernen, wie ihn die Geisteswissenschaft angibt, den die außermenschlichen Substanzen im menschlichen Organismus nehmen – und ihre Gegenwirkung.

Hat man eine vollständige Übersicht über die Art der Wirkung irgendeiner Substanz, dann hat man eine Wegleitung zur Anwendung derselben als Heilmittel, und man kann selbst urteilen. Das ist viel besser, als wenn man Vorschriften beachtet, dahin gehend: Das eine ist für dies, das andere ist für jenes.

Heute werde ich wieder von etwas scheinbar sehr Entlegenem ausgehen, um zu etwas Naheliegendem zu kommen. Unter den Fragen, die gestellt worden sind, tauchte immer wieder eine auf, die uns selbstverständlich alle interessieren muss: Das ist die Frage nach der Erblichkeit, nach der Vererbung. Sie spielt bei der Beurteilung sowohl des gesunden, oder wenigstens relativ gesunden, als auch des kranken Menschen eine außerordentlich große Rolle.

Die Erblichkeit, die Vererbung wird in der gegenwärtigen materialistischen Naturwissenschaft nur sehr abstrakt studiert. Sie wird so studiert, dass sich daraus nicht viel Praktisches für das Leben ergibt. Man findet aber gerade, wenn man mit Ernst daran geht, so etwas wie die Vererbung zu studieren, dass es höchst merkwürdig ist, wie all das, was über Weltzusammenhänge dem Menschen wichtig ist zu wissen, an irgendeiner Stelle sichtbar zur Offenbarung kommt.

Irgendetwas zeigt immer durch eine äußere Offenbarung, welche verborgenen Kräfte in der Natur vorhanden sind, die auch im Menschen wirksam sind. Daran muss man sich ganz besonders beim Studium der Vererbung halten.

Denn auf der anderen Seite wird alles, was mit der Vererbung zusammenhängt, fortwährend beeinträchtigt, in Illusionen gehüllt, sodass man es nicht richtig beurteilen kann. Bildet man sich einmal ein Urteil über die Vererbung, dann stimmt es wieder nicht mit anderen Erscheinungen zusammen. Das rührt daher, dass gerade die Vererbungstatsachen außerordentlich stark in Illusionen gekleidet sind.

Das hängt damit zusammen, dass an der Vererbung in einer ganz gesetzmäßigen, aber schwer regulierbaren Weise das Männliche und das Weibliche beteiligt sind. Die Sache ist gesetzmäßig, aber so wie das Gesetz auftritt, ist es nicht immer möglich, dass auch eine überschaubare Regulierung da ist. Die Vererbungserscheinungen sind gesetzmäßig, aber schwer regulierbar.

So wie das Waagerechthalten des Waagebalkens auf einer Gesetzmäßigkeit beruht, aber, wenn man links oder rechts etwas auflegt, immer nach der anderen Seite ein Ausschlag kommt und dadurch die strenge Gesetzmäßigkeit schwer regulierbar ist, so ungefähr ist es auch mit den Vererbungserscheinungen. Sie haben eine ähnliche Gesetzmäßigkeit wie die, die den Waagebalken horizontal hält, aber diese Gesetzmäßigkeit zeigt sich in einer starken Variabilität ihres Auftretens.

Das rührt daher, dass an der Vererbung immer beteiligt sind das Männliche und das Weibliche, und zwar so, dass im Vererbungsvorgang das Männliche immer das überträgt, was der Mensch dem irdischen Dasein verdankt, was er den Erdkräften verdankt, während der weibliche Organismus mehr daraufhin orientiert ist, das zu übertragen, was aus dem außerirdischen Kosmos kommt.

Auf den Mann macht fortwährend die Erde ihre Ansprüche. Sie organisiert ihn durch ihre Kräfte, sie ist auch die Ursache der Entstehung der männlichen Sexualität. Auf die Frau macht fortwährend, wenn wir so sagen dürfen, der Himmel seine Ansprüche. Er bewirkt fortwährend ihre Gestaltung. Er ist es, der in allen inneren Organisationsprozessen den überwiegenden Einfluss hat. Das deutet wiederum auf etwas zurück, was wir schon gesagt haben.

Dadurch entsteht aber das Folgende. Denken wir uns, es entwickelt sich durch die Konzeption (Empfängnis) ein weibliches Wesen. Dieses weibliche Wesen neigt dazu, sich immer mehr in die außerirdischen Prozesse einzugliedern. Es neigt immer mehr dazu, wenn ich mich so ausdrücken darf, vom Himmel aufgenommen zu werden. Wenn ein männliches Wesen sich entwickelt, so neigt es immer mehr dazu, von der Erde in Anspruch genommen zu werden.

Himmel und Erde wirken aber zusammen. Es ist nicht so, dass man es so interpretieren darf: Auf die Frau wirkt der Himmel und auf den Mann wirkt die Erde, sondern beide wirken auf beide. Nur schlägt bei der Frau der Waagebalken nach dem Himmel aus, beim Mann schlägt der Waagebalken nach der Erde aus. Es ist eine strenge Gesetzmäßigkeit, aber sie ist sehr variabel (labil).

Dadurch tritt aber eine gewisse Folge ein. Durch das, was die Frau in ihrem Organismus birgt, wird in ihr fortwährend das bekämpft, was irdisch ist, aber das Eigentümliche ist: Es wird nur in ihrem eigenen, zu ihr gehörigen Organismus bekämpft, nicht in dem Keim, nicht in dem Samen.

Der Kampf des Himmels gegen die Erde beschränkt sich im weiblichen Organismus auf alle Organisationsprozesse, die außerhalb der Samenbildung, außerhalb der Eibildung liegen – die außerhalb dessen liegen, was sich gerade in die Fortpflanzungsvorgänge eingliedert –, sodass sich die Frau fortwährend mit ihrer Organisation den dem Fortpflanzungsprozess eingeborenen Kräften entzieht. Dem, was in der Fortpflanzung gelegen ist, dem entzieht sie sich fortwährend.

Sodass wir sagen können: Bei dem Mann besteht die Tendenz, das zu vererben, was in den Fortpflanzungskräften liegt, was vererbt werden kann, bei der Frau besteht die Tendenz, sich selbst dieser Vererbung zu entziehen. Aber dafür hat sie die stärkere Vererbungstendenz in ihren eibildenden Kräften.

So stellt sich die Frage: Wie wird man in der menschlichen Gesellschaft den verheerenden Kräften der Vererbung entgegenwirken können?[10] Dass die Vererbungskräfte nicht vor dem Geistigen und nicht vor dem Physischen haltmachen, das zeigt sich in einer Erscheinung, wie die ist, dass in Familien, in denen Geisteskrankheiten herrschen, in der Generationenfolge sehr leicht die Zuckerkrankheit

10 Dreimal gebraucht Rudolf Steiner hier in Bezug auf die Vererbung die Bezeichnung «verheerend». Dies kann so verstanden werden, dass sich die vererbten Krankheiten unentwegt vermehren. Insoweit der Mensch zunehmend «irdisch», der Welt der Materie verhaftet, wird, kommen immer neue Krankheiten dazu. Die Religion hat in diesem Zusammenhang mit Sachkenntnis von «Erb-Sünde» gesprochen und dieses Wort nicht nur auf die Seele, sondern auch auf den Körper bezogen. So versteht man auch die Betonung der Reinhaltung des Abraham-Blutes im Hebräertum. Dies wirft zudem ein helles Licht auf das Phänomen des Bluters, das der Beweis dafür ist, dass die weibliche Konstitution mit Vererbung nichts zu tun hat.

auftritt, sodass die Metamorphose hinüberschlägt von der einen Seite (des Geistigen) nach der anderen (des Physischen). Also, es ist schon eine außerordentlich wichtige Frage: Wie entzieht man den Menschen den verheerenden Wirkungen der Vererbung?

Und da kann man nur sagen: Gegen die verheerenden Wirkungen der Vererbung gibt es kein anderes Mittel, als dafür zu sorgen, dass die Frauenwelt möglichst gesund erhalten wird. Durch die Frauenwelt wird der außerirdische Einfluss in unseren Erdprozess hereingezogen, und es wird dann auch das eintreten, dass fortdauernd die Prozesse, die dahin wirken, die Schädigungen der Vererbung durch den Keim zu übertragen, dass diese vom Frauenorganismus aus bekämpft werden.[11]

In einer Gesellschaft, in der darauf gesehen wird, dass die Frauen gesund sind, kämpft man gegen den schädigenden Einfluss, der mit Bezug auf die Vererbungsprozesse von den Erdkräften ausgeht. Man richtet einen Appell an die Wirksamkeit der vom Außerirdischen hereinwirkenden,

---

11 Während der Corona-Pandemie wird die Welt mit Statistiken, mit Zahlen überflutet. Eine wenig beachtete Statistik darf mit dem von Rudolf Steiner über die männliche und die weibliche Konstitution Ausgeführten in Zusammenhang gebracht werden. Laut Robert Koch Institut, Stand 10.5.2020, sind die Zahlen der Corona-Toten bei Männern (M) und bei Frauen (F) wie folgt: Bis zum 60. Lebensjahr M245/F83; vom 60. bis zum 69. Lebensjahr M498/F176; vom 70. bis zum 79. Lebensjahr M1125/F536; vom 80. bis 89. Lebensjahr M1768/F1577. Prozentual gerechnet sind es bis zum 80. Lebensjahr 70% Männer, 30% Frauen. (Bis zum 70. Lebensjahr sind es sogar 75% M und 25% F!)

ausgleichenden Kräfte, die in der Frauenorganisation ihren irdischen Akkumulator haben. Das ist etwas, was außerordentlich wichtig ist zu berücksichtigen.

Was ich jetzt gesagt habe, das ist etwas, was für alle irdischen und außerirdischen Kräfte gilt, das ist etwas Allgemeines. Aber es tritt augenscheinlich dann zutage, wenn man es mit Hämophilen, mit Blutern zu tun hat.

Es muss darauf hingewiesen werden, dass man über die Vererbungserscheinungen nicht im Allgemeinen herumreden soll, sondern dass man das studieren soll, wo die konkreten Tatsachen handgreiflich auf die Vererbung weisen. Studieren wir die Vererbungserscheinungen bei den Blutern, so finden wir eine höchst eigentümliche Erscheinung, die uns bekannt ist und die nur ein äußerer Ausdruck dessen ist, was wir eben auseinandergesetzt haben.

Wir finden, dass im Blut der Familie die Übertragung der Bluterkrankheit nur in den männlichen Individuen vorkommt, dass sie aber nur durch die weiblichen Individuen übertragen wird. Eine Frau, die Tochter eines Bluters ist, neigt dazu, auf ihre männlichen Nachkommen die Bluterkrankheit zu übertragen, auch wenn sie selber sie gar nicht hat – sie bekommt sie dadurch, dass sie in einer Bluterfamilie geboren ist. Dagegen werden die Männer Bluter. Wenn diese aber Frauen heiraten, die nicht aus Bluterfamilien stammen, wird die Bluterkrankheit nicht übertragen.

Da haben wir etwas, wenn wir es analysieren, was uns ein deutlicher äußerer Ausdruck dessen ist, was wir gerade gesagt haben. Die Erscheinungen bei Hämophilen zeigen viel deutlicher als alle Versuche von Weismann (August Weismann, 1834-1914), die vor kurzer Zeit gemacht worden sind, wie die Dinge laufen in Bezug auf die Vererbung. Das ist etwas, was wir für eine Gesamtbeurteilung der menschlichen Organisation wichtig finden müssen. Wir müssen die menschliche Organisation danach beurteilen, was auf sie einen Einfluss ausübt.

Worauf beruht die Bluterkrankheit? Es zeigt sich schon einer oberflächlichen Betrachtung, worauf sie beruht: Es ist nicht vorhanden die Gerinnungsfähigkeit des Blutes. Bei der geringsten Öffnung nach außen kann der Mensch verbluten. Er kann durch bloßes Nasenbluten, bei irgendeiner Zahnoperation verbluten. Solche Kräfte, die sonst beim Menschen an einer Wundstelle zur Gerinnung des Blutes führen, führen bei Blutern nicht dazu. Darauf beruht die ganze Wirkung: auf der mangelnden Gerinnungsfähigkeit des Blutes.

Es muss also das Blut etwas in sich haben, was der Gerinnungsfähigkeit entgegenwirkt. Wenn das, was es da in sich hat, zu stark wirkt, wird es nicht durch die Kräfte aufgehoben, die von außen dann einzuwirken beginnen, wenn das Blut gerinnt. Wenn das Blut gerinnt, haben wir es zu tun mit Kräften, die von außen einwirken. Im Bluter ist etwas, was diese Kräfte nicht aufkommen lässt. Es ist in ihm eine zu starke Verflüssigung des Blutes, eine zu starke Verflüssigungstendenz des Blutes vorhanden.

Wir werden leicht sehen, dass eine solche starke Tendenz zur Verflüssigung des Blutes mit der ganzen menschlichen Ich-Bildung zusammenhängt. Aber sie hängt nicht allgemein mit der Ich-Bildung zusammen, sondern mit dem Element, das im menschlichen Ich als Wille wirksam ist – nicht mit dem Element, was im menschlichen Ich als Vorstellung wirksam ist. Mit all dem, was im Menschen den Willen stärkt oder schwächt, mit alldem hängt jene Organisation zusammen, die beim Bluter die zu starke Verflüssigungsfähigkeit hervorruft.

Da hat die Geschichte einen schönen Fall hingestellt, der wiederum zeigt, wie man bei richtiger Interpretation auf gewisse Geheimnisse der Natur kommt. Nicht die Natur allein, sondern die Geschichte hat den berühmten Engadiner Fall hingestellt, der Ihnen bekannt sein wird, den berühmten Fall der Engadiner Jungfrauen. Jene zwei Engadiner Jungfrauen haben etwas hingestellt, was gründlich aufklärend auf die Menschenerkenntnis wirken kann, wie sie die Medizin braucht.

Diese Engadiner Jungfrauen stammten aus Bluterfamilien, und sie haben den starksinnigen Entschluss gefasst, nicht zu heiraten, sodass die Engadiner Jungfrauen in der Geschichte dastehen als persönliche Bekämpfer des Übertragens der Bluterkrankheit. Nur muss man in einem solchen Fall auf das Rechte schauen.

Es ist nicht die Eigentümlichkeit aller aus Bluterfamilien stammenden Mädchen, sich dem Fortpflanzungstrieb zu entziehen. Dazu gehört die Ausbildung eines starken Willens, die Ausbildung jenes starken Willens, der im Ich wirkt, der nicht im astralischen Leib wirkt. Der muss bei ihnen vorhanden gewesen sein.

Die Sache ist so, dass das, was diese Frauen in ihrem Ich, in ihrem starken Willen gehabt haben, dass das mit den Kräften zusammenhängt, die gerade bei den Blutern wirksam sind. Wenn diese Kräfte in bewusster Weise gestärkt werden, können sie bei ihnen leichter gestärkt werden, als sie bei Nichtblutern gestärkt werden können.

Das ist etwas, was, in der richtigen Weise erkannt, darauf führt, auf die Kräfte hinzuschauen, die dem Blut eigen sind, zu erkennen, wie da eine Wechselwirkung mit dem Außermenschlichen stattfindet. Man findet, indem man in die Kräfte des Blutes hineinschaut, die mit dem bewussten Willen zusammenhängen, man findet, wie überhaupt der Zusammenhang des menschlichen Willens mit den außermenschlichen Kräften ist.

Die Sache ist so, dass gewisse außermenschliche Kräfte eine innere Verwandtschaft mit den menschlichen Willenskräften haben, die darauf beruht, dass im Laufe der Entwicklung in den Naturreichen zuletzt das ausgeschieden worden ist, was gerade mit dem menschlichen Willen, mit dem Willen überhaupt, zu tun hat. Das ist in den Naturreichen zuletzt ausgeschieden worden.

Es handelt sich darum, zu studieren, was vom menschenbildenden Prozess unter den Ausscheidungen in der Natur draußen vorhanden ist, das durch seine eigenen Qualitäten zeigt, dass es mit dem menschenbildenden Prozess in Zusammenhang steht.

So etwas ist in der Natur lange studiert worden, aber es ist außerordentlich schwer zu überschauen, wie es ist, weil es schwer ist, im heutigen intellektualistischen Menschen die Kräfte wieder regsam zu machen, die die atavistische Medizin noch bis ins 17., 18. Jahrhundert bewahrt hatte.

Was da studiert worden ist, das ist all das, was mit dem Antimon (Stibium) zusammenhängt.

Das Antimon ist ein höchst merkwürdiger Körper. Deshalb haben diejenigen, die viel mit dem Antimon zu tun gehabt haben, wie auch der sagenhafte (sagenumwobene) Basilius Valentinus,[12] deshalb haben sie so stark das Antimon studiert. Wir brauchen nur auf gewisse Eigenschaften des Antimons zu schauen, dann werden wir erkennen, in welch eigentümlicher Weise das Antimon in den ganzen Naturprozess eingespannt ist.

Es ist auf eine eigentümliche Weise darin eingespannt. Es ist so eingespannt, dass es eine außerordentliche Ver-

12 Alchimist des 15. Jahrhunderts. Sein Hauptwerk: *Triumphwagen des Antimons.*

wandtschaft zu anderen Metallen und anderen Körpern hat. Es erscheint viel mit anderen Körpern zusammen, namentlich mit Schwefelverbindungen anderer Stoffe. Der Schwefel hat die spezifische Wirkung in der Natur, die wir schon besprochen haben. Die Neigung, die das Antimon zu Schwefelverbindungen anderer Stoffe hat, die zeigt, wie es in den Naturprozess eingespannt ist.

Aber eine andere Eigenschaft des Antimons zeigt noch mehr, wie es in den Naturprozess eingespannt ist. Das ist die, dass es in büschelförmiger Kristallisation auftritt. Das heißt, es strebt in die Linie, es strebt weg von der Erde, wo es nur in die Möglichkeit dazu versetzt ist.

Da, wo das Antimon sich in Linienbildungen anhäuft, da sieht man mit Augen die Kristallisationskräfte, die vom Außerirdischen in das Irdische hereinkommen. Die Kräfte, die in einer größeren Regelmäßigkeit auftreten und die kristallbildend sind, die wirken in diesen spießig-büschelförmigen Bildungen des Antimons. Da verrät die Antimonsubstanz, wie sie in den ganzen Naturprozess eingespannt ist.

Ebenso weist das, was im Saigerprozess (Seigerung, Entmischung einer Legierung) vor sich geht, sehr stark darauf hin, wie das Antimon der Verräter der Kristallisationskräfte ist. Durch den Saigerprozess bekommt man das Antimon in einer solchen Form, dass es feinfasrig ist.

Dann ist eine weitere Eigenschaft des Antimons diese, dass es oxydieren kann, verbrennen kann, wenn es geglüht wird. Der weiße Rauch, der sich da bildet, zeigt die Eigentümlichkeit einer Verwandtschaft mit kalten Körpern, wo er sich anklebt und die berühmten Antimonblumen erzeugt. Das ist wieder etwas, wo sich in Anlehnung an andere Körper die Kristallisationskraft entlädt.

Das Allermerkwürdigste ist aber jene eigentümliche Abwehrkraft, die das Antimon gegen jene Kräfte hat, die ich im Laufe der Tage, wo Sie hier sind, als unterirdische Kräfte bezeichnet habe – die Kräfte, die in der Elektrizität und im Magnetismus spielen. Wenn man das Antimon durch Elektrolyse behandelt, wenn man es an die Kathode bringt und den Niederschlag an der Kathode mit einer Metallspitze berührt, dann explodiert das Antimon. Es ruft kleine Explosionen hervor.

Dieses Sichwehren des Antimons gegen das Elektrische, wenn man ihm nur etwas zu Hilfe kommt, das ist außerordentlich bezeichnend für das Antimon. Da sehen wir beim Antimon in die Art hinein, wie ein Körper sich in den ganzen Naturprozess hineinstellt. Andere Substanzen zeigen das nicht in einer so eindringlichen Weise.

Wir können nur verstehen, was sich in diesem Fall (des Antimons) anschaulich in der Natur zeigt, wenn wir davon ausgehen, dass die Kräfte, die in der Natur vorhanden sind, überall wirken. Wenn eine Substanz diese Kräfte in besonderem Maße zeigt, dann sind sie in dieser Substanz besonders konzentriert, besonders lokalisiert. Aber was im Antimon wirkt, ist überall vorhanden. Überall wirkt die antimonisierende Kraft.

Die antimonisierende Kraft ist eine Kraft, die auch im Menschen regulierend wirkt, aber so, dass der Mensch diese antimonisierende Kraft in seinem Normalzustand vom Außerirdischen her bezieht. Vom Außerirdischen her bezieht er das, was sich im Antimon konzentriert darstellt. Im normalen Zustand wendet sich der Mensch nicht an die antimonisierende Kraft im Irdischen – an das, was im Antimon konzentriert ist –, sondern er wendet sich an die außerirdische Kraft des Antimons.

Und da liegt es nahe, zu fragen: Was ist im Außerirdischen die antimonisierende Kraft? Sie ist das Zusammenwirken, planetarisch gesprochen, von Merkur, Venus und Mond. Wenn nicht jeder Planet einzeln wirkt, sondern wenn sie alle drei zusammen wirken, dann wirken sie nicht merkurialisch (Merkur), nicht silbrig (Mond) und nicht kupfrig (Venus) – dann wirken sie, wie in der Erde das Antimon wirkt.

Das ist etwas, was dadurch gesucht werden muss, dass man solche Konstellationen in ihrer Wirkung auf den Menschen untersucht, wo sich diese drei Kräfte – die Mondkraft, die Merkurkraft und die Venuskraft –, wo sich diese drei Kräfte durch entsprechende Oppositions- und Quadrantenstellungen neutralisieren.

Wenn sie sich neutralisieren, wenn sie alle drei so miteinander wirken, dass sie sich neutralisieren, dann findet die Wirkung statt, die mit jener Antimonwirkung zu tun hat, die von der Erde im Antimon in Anspruch genommen wird. In allem, was das Antimon auf der Erde ist, wirkt von der Erde aus dieselbe Kraft, die von diesen drei planetarischen Körpern aus, vom Außerirdischen aus, auf die Erde wirkt.

Bei der Konstitution der Erde ist es so, dass man unrichtig redet, wenn man bei so etwas wie dem Antimon von dem einzelnen Stück bloß redet. Alles Antimon ist eine Einheit im Organismus der Erde, wie alles Silber und alles Gold der Erde eine Einheit ist. Es kommt gar nicht so sehr auf das einzelne Stück an. Wenn wir ein einzelnes Stück Antimon aus der Erde nehmen, so wühlen wir in dem gesamten Antimonleib der Erde, der ihr eingegliedert ist. Das gehört zu dem gesamten Antimonleib dazu.

Da haben wir auf der einen Seite all das geschildert, was durch die Antimonwirkung anschaulich wird.

Allen Wirkungen stehen in der Natur Gegenwirkungen gegenüber. Gerade durch das Hin- und Herpendeln zwischen Wirkung und Gegenwirkung entstehen immer die gestalteten Körper. Die entgegenwirkenden Kräfte müssen wir aufsuchen.

Die entgegenwirkenden Kräfte zeigen sich uns dann, wenn wir erkennen, dass die Antimonkräfte in dem Augenblick auf den Menschen wirken, wo irgendetwas, was im Inneren des Menschen gelegen ist, nach außen drängt. Die Antimonkräfte sind es, die in der Gerinnung des Blutes wirken. Da drinnen wirkt das Antimonisierende. Überall, wo das Blut in seinem Bestand, in seiner Strömung die Tendenz zum Gerinnen zeigt, da wirkt die antimonisierende Kraft.

Überall, wo das Blut sich der gerinnenden Kraft entziehen will, ist die Gegenwirkung da. Sodass wir da, wo uns die Bluter entgegentreten, die Gegenkräfte zu den antimonisierenden Kräften finden – da haben wir die anti-antimonisierenden Kräfte. Diese Gegenkräfte zu den antimonisierenden Kräften sind aber identisch mit den albuminisierenden Kräften, mit den eiweißstoffbildenden Kräften, die so organisierend wirken, dass sie die Bildung des Eiweißes fördern. Was das Blut am Gerinnen hindert, das sind die eiweißstoffbildenden Kräfte.

Auf diese Weise kommen wir zu einer Erkenntnis der Beziehung zwischen dem Antimonisierenden und dem Albuminisierenden im menschlichen Organismus. Wenn wir das Wechselspiel des Albuminisierenden und des Antimonisierenden studieren, können wir eine gründliche Erkenntnis des Erkrankungs- und des Heilungsprozesses gewinnen.

Was sind die albuminisierenden Kräfte? Es sind die Kräfte, durch die in der Natur dem menschlichen und auch dem tierischen Organismus die Substanzbildung für alles plastisch Gestaltete einverleibt wird. Und die antimonisierenden

Kräfte sind die, die von außen hereinwirkend die plastizierenden Künstler sind, die der Substanz die organbildende Form geben. Die Antimonkräfte haben eine Beziehung zu den organisierenden (organbildenden) Kräften der inneren Organe.

Das ist eine wichtige Unterscheidung. Wir müssen unterscheiden bei einem Organ, etwa bei der Speiseröhre (s. Tafelzeichnung), die beiden Prozesse. Die Speiseröhre ist innerlich organisiert. Wir können ihre innere Struktur betrach-

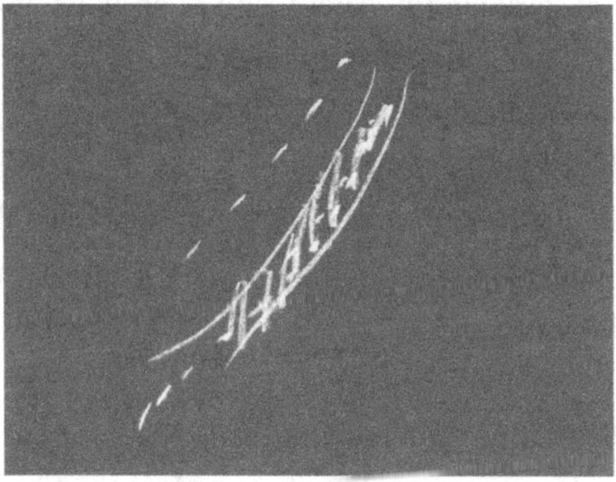

ten, ohne dass wir Rücksicht darauf nehmen, was für ein Vorgang sich in ihr abspielt – wie längs der Speiseröhre der Speisebrei verläuft und so weiter; da wirkt die Speiseröhre mit dem zusammen, was in den menschlichen Organismus hereinkommt. Wir können die inneren Vorgänge im Organ selbst von dem trennen, was im Organ geschieht, wenn es mit dem zusammenarbeitet, was dem Menschen von außen zugeführt wird. Das sind zwei verschiedene Prozesse.

Im Organ selbst drinnen, da wirkt die antimonisierende Kraft des Menschen. Der Mensch ist eigentlich Antimon, wenn man all das wegdenkt, was von außen in ihn eingeführt wird. Er ist selbst Antimon.

Es handelt sich darum, dass man im normalen Lebensprozess die innere organbildende Kraft, die Antimonkraft, nicht überladen darf, sonst vergiftet man den Organismus, indem man ihn zu stark anregt. Aber wenn es nötig ist, ihn stärker anzuregen, dann muss man ihm das zuführen, was man ihm sonst nicht zuführen darf.

Und hier kommen wir zu der Antimonwirkung, die gerade durch die geschilderten Eigentümlichkeiten des Antimons eine spezifisch verschiedene ist, je nachdem, ob wir das Antimon von außen oder ob wir es von innen anwenden.

Wenn wir es von innen anwenden, so müssen wir versuchen, das Antimon in einer so starken Verdünnung zu bekommen, dass wir es in den oberen Menschen hineinkriegen. Wenn wir es in den oberen Menschen hineinkriegen, dann wird das Antimon außerordentlich anregend auf gestörte Organbildungen wirken, auf innere Organprozesse wirken. Fein potenziertes Antimon wird bei gewissen Formen der Typhusbildung schon eine große Rolle spielen.

Dagegen ist die Wirkung eine andere, wenn es äußerlich geschieht – durch Salben und dergleichen. Die Wirkung wird da erreicht, wenn man das Antimon in weniger hoher Potenzierung nimmt. Natürlich kann es sich unter Umständen herausstellen, dass man auch für das Äußere an die Kraft des verfeinerten Antimons appellieren muss. Aber im Wesentlichen wird die Wirkung von außen dadurch herbeigeführt, dass man niedere Potenzierungen nimmt.

Wir sehen daraus, dass ein solches Heilmittel, das ein außerordentlich brauchbares Heilmittel ist, sich in das hineinstellt, was wir gesagt haben: in einen gesetzmäßigen Gang, der aber zu gleicher Zeit immerfort seine Schwankungen zeigt. Und wir werden uns daran halten müssen, dass wir das Antimon vorzugsweise dann innerlich anwenden, wenn wir es mit willensstarken Menschen zu tun haben, und dass wir es äußerlich anwenden, wenn wir es mit willensschwachen Menschen zu tun haben. In dieser Weise müssen wir spezialisieren.

Wir sehen daraus, dass wir innerhalb des Mineralreichs im Antimon etwas gegeben haben, was eine innere Verwandtschaft mit dem menschlichen Willen hat – insofern, als der menschliche Wille, je bewusster er ist, desto mehr sich veranlasst fühlt, die Gegenwirkung gegen die Wirkung des Antimons hervorzubringen.

Der menschliche Wille wirkt zerstörend auf all die Kräfte, die wir vorhin geschildert haben und die das eigentümliche Verhalten des Antimons bilden. All das aber, was im Menschen unter dem Einfluss der Gedankenkräfte organisierend wirkt – auch der unbewussten Gedankenkräfte, die im Kind wirken –, all das wird durch die Antimonkräfte unterstützt. Mit alldem wirken die Antimonkräfte zusammen.

Wenn wir das Antimon in den menschlichen Organismus so hineinbringen, dass es durch seine eigenen Eigenschaften stark wirken kann, dann bildet es ein starkes Phantom (Formgedanke bzw. Gedankenform, Idee, Vorstellungsbild) im Menschen.

Es werden so die inneren Organisationskräfte angeregt, und es bleibt nichts mehr übrig für die Arbeit an dem, was von außen in den menschlichen Organismus eingeführt wird. Daraus entsteht Erbrechen oder Durchfall. Das beruht darauf, dass die Wirkung nur auf die Organe selbst geht und sich nicht auf die Nachbarschaft der Organe erstreckt.

Auch in der Gegenwirkung zeigt sich das. Wir können, wenn wir günstig dazu organisiert sind, die schädliche Wirkung des Antimons mit jenem Mittel bekämpfen, das die Menschen auch sonst aus einem gewissen Instinkt heraus bei sich gerne anwenden, denen durch irgendetwas die geregelte Unterhaltung all ihrer Zirkulations-, ihrer rhythmischen Prozesse sympathisch sein muss.

Ausgleichend auf diese rhythmischen Prozesse – ich schildere nur eine Tatsache, ich will selbstverständlich nichts anempfehlen, denn es kann in anderer Beziehung sehr schädlich sein, wenn man dem Ich die Regulierung dieser rhythmischen Prozesse abnimmt –, ausgleichend auf diese rhythmischen Prozesse wirkt der Kaffeegenuss. Der bringt in die rhythmischen Prozesse eine gewisse Regulierung hinein, wenn der Mensch seelisch nicht stark genug ist, sie zu regulieren.

Daher kann der Kaffee ein Gegenmittel bei Vergiftungsprozessen durch das Antimon sein, weil er den Rhythmus zwischen der inneren Organwirkung und dem, was äußerlich liegt, wieder herstellt. Das wird auch durch einen bestimmten Rhythmus unterhalten. Kaffee trinken wir aus dem Grund, weil damit eine fortwährende Rhythmisierung zustande kommt zwischen unseren inneren Organen und dem, was in der Nachbarschaft der Organe mit den aufgenommenen Nahrungsmitteln geschieht.

Das alles führt uns wieder dazu, auf das andere das Augenmerk zu lenken: auf die albuminisierenden Prozesse. Diese werden verstärkt – das heißt, all die Prozesse werden verstärkt, die auf der anderen Seite liegen, auf der Seite, wo die Organe nicht ihre eigene innere Organisationskraft haben, sondern wo durch die äußere Wirkung der Organe verdaut wird.

All das, was mechanisch in der Bewegung der Gedärme geschieht und was auch sonst in der Verdauung geschieht, all das steht in inniger Wechselwirkung mit den albuminisierenden Kräften, mit den Kräften, die sich an das wenden, was die eiweißbildenden Kräfte sind, also die entgegengesetzten Kräfte der antimonisierenden Kräfte.

Ich muss noch einmal auf etwas hinweisen, auf das ich schon hingewiesen habe. Ein sehr lehrreiches Objekt, meinetwillen auch Subjekt, ist die Auster mit ihrer Schalenbildung. In einem geringen Maß ist dasselbe aber schon bei den Kalkabsonderungen der Eier vorhanden, bei der Schalenbildung der Eier.

Was liegt da zugrunde? Was ist das – eine Schale wie die Austernschale oder die gewöhnliche Schale der Eier?

Das ist ein Produkt, dessen sich die Eisubstanz oder die Auster entledigen muss, das sie nach außen befördern muss, und zwar aus dem Grund nach außen befördern muss, weil, wenn sie es in sich behalten würde, sie dadurch getötet würde. Es beruht diese Schalenbildung darauf, die Lebenstätigkeit zu erhalten.

Wenn man also Austern isst, dann isst man auch mit – ich darf das zu Ihnen so sagen; wenn man sprechen wollte, um der heutigen Wissenschaft zu gefallen, müsste man es natürlich in etwas gewähltere Formen kleiden –, dann isst man auch den Lebensprozess mit, der sich in der Auster gerade in der Schalenbildung nach außen zeigt. Diesen Lebensprozess isst man mit. Man isst also einen albuminisierenden Prozess mit, einen Prozess, der dem antimonisierenden Prozess entgegengesetzt ist. Den isst man mit.

Damit fördert man all das im Menschen, was zu typhösen Erscheinungen führt. Das fördert man damit. Es ist das Austernessen ein außerordentlich interessanter Vorgang.

Das Austernessen fördert die albuminisierende Kraft im menschlichen Unterleib.

Dadurch entlastet es aber den Kopf, zieht vom Kopf gewisse Kräfte ab. Der Mensch fühlt sich dann subjektiv, wenn er Austern gegessen hat, nicht so beschwert von den Kräften, die in seinem Kopf arbeiten sollen. Er macht in einer gewissen Weise den Kopf leer.

Wir müssen diese albuminisierenden Kräfte fortwährend entwickeln, weil wir den Kopf nicht mit gestaltbildenden Kräften überlasten können, aber der Austernesser übertreibt das. Er strebt mit aller Leidenschaftlichkeit nach einem leeren Kopf. Daher verstärkt er auch die Möglichkeit, die ich gestern charakterisiert habe, des Durchbruchs gewisser Kräfte nach den Unterleibsorganen. Er fördert die Typhusneigung, die typhöse Neigung. Und wir können uns denken, dass mit dieser Neigung, wenn sie da ist, die Antimonbehandlung gefordert wird.

Man würde daher gute Resultate erzielen, wenn man das, was da hervorgerufen werden muss, um die Neigung zum Typhus innerlich zu bekämpfen, man würde gute Resultate erzielen, wenn man eine gleichzeitige Innen- und Außenbehandlung mit Antimon durchführen würde – Einreibungen mit Antimonsalbe und zu gleicher Zeit hoch potenziertes Antimon im Inneren. Das würde wiederum regulierend auf die Typhusneigung zurückwirken, weil es sich gegenseitig regulieren würde. Es würde regulierend zurückwirken.

Wir versuchen, den Menschen immerfort in seine ganze Umgebung hineinzustellen. Die Bedeutung davon zeigt sich uns, wenn wir die Beziehung des Menschen zu dem in der Natur untersuchen, was dadurch entsteht, dass es sich gegen die Erdkräfte wehrt.

Pflanzen können sich gegen die Erdkräfte wehren, dann sparen sie viel von ihren Bildungskräften für die Zeit auf, in der es zur Blüten- und Samenbildung kommt. Die gewöhnliche Pflanzenbildung, die unseren essbaren Pflanzen zugrunde liegt, beruht gerade darauf, dass eine ganz bestimmte Summe von Erdkräften zur Bildung der Pflanze verwendet wird.

Wehrt sich die Pflanze gegen diese Erdkräfte, dann ist sie den außerirdischen Kräften ausgesetzt, wenn es zum letzten Abschluss der Samenbildung, der Fruchtbildung kommt. Dann wird sie zu einer solchen Pflanze, die in die Welt so hinausschauen möchte, wie die höheren, über dem Pflanzenreich liegenden Wesen in die Welt hinausschauen. Dann zeigt sie eine Begierde zum Wahrnehmen.

Nur hat sie keine Organisation zum Wahrnehmen, sie ist Pflanze geblieben. Sie will so etwas entwickeln, wie es im menschlichen Auge liegt, aber sie kann kein Auge entwickeln, weil sie einen Pflanzenkörper hat, nicht einen Menschen- oder Tierkörper. Deshalb wird sie eine Tollkirsche (Atropa Belladonna). Ich versuche, Ihnen anschaulich, bildlich diesen Prozess zu schildern, der da beim Tollkirschewerden vor sich geht.

Sie wird eine Tollkirsche, und sie wird, indem sie zur Tollkirsche wird, indem aber schon in ihren Wurzeln diese Kräfte in ihr liegen, die sie dann zuletzt zu der schwarzen Beerenbildung bringen, sie wird dadurch, dass sie eine Tollkirsche wird, mit all dem verwandt, was gerade im menschlichen Organismus so wirkt, dass es nach der Gestaltbildung strebt, dass es nach dem strebt, was nur in der Sphäre der Sinne vor sich geht, was den Menschen aus der Sphäre seiner Organisation heraushebt und in die Sphäre der Sinne hinaufhebt.

Der Prozess, der beim Aufnehmen kleiner potenzierter Quantitäten von Tollkirsche vorgeht, der ist außerordentlich interessant, denn er ist furchtbar ähnlich dem Prozess des Aufwachens, das mit Träumen durchsetzt ist. Da geht dieser Prozess gewissermaßen normalisiert vor sich.

Beim Aufwachen, wenn der Mensch noch nicht sinnlich wahrnimmt, sondern wenn die sinnliche Wahrnehmung noch innerlich zum Durchsetztsein des Bewusstseins mit Träumen disponiert ist, da ist immer eine Art Tollkirschewerden im Menschen. Die Vergiftung durch Tollkirsche beruht darauf, dass derselbe Prozess, der sonst im Menschen beim Aufwachen verrichtet wird, wenn das Aufwachen von Träumen durchsetzt ist, dass derselbe Prozess im Menschen durch das Tollkirschegift hervorgerufen wird, aber dauernd gemacht wird. Es wird nicht vom Bewusstsein wieder übernommen, sondern es bleiben die Übergangserscheinungen.

Das ist das Interessante, dass man sieht: Auch die Prozesse, die durch die Vergiftungserscheinungen hervorgerufen werden, sie sind so, dass sie zu der ganzen menschlichen Organisation dazugehören, wenn sie mit dem richtigen Zeitmaß im Menschen hervorgerufen werden.

Das Tollkirschewerden ist ein Hinstreben zum Menschwerden. Das Aufwachen des Menschen hat etwas vom Tollkirschewerden in sich. Es ist nur ein abgemildertes Tollkirschewerden, ein Maßhalten des Tollkirschewerdens, ein solches, das sich auf den Moment des Aufwachens beschränkt.

Wollen wir den Körper von den inneren Albuminisierungsprozessen entlasten, wollen wir ihn so beeinflussen, dass wir die zu stark wirkenden Albuminisierungsprozesse zurücknehmen, dass wir das Körperliche ins Seelische ableiten –, sodass das, was sonst in den körperlichen Substanzen wirkt, als Halluzination wirkt –, dann geben wir potenziert Belladonna. Da legen wir in die Seele das hinein, von dem wir den Körper entlasten.

Das ist das, was verwirrend und mit Illusionen durchsetzt – wie ich am Anfang des Vortrags gesagt habe –, bei der gewöhnlichen makrokosmischen Wirkung der Belladonna einem entgegentritt. Wenn wir den Menschen nicht so anstoßen, dass er aus dem Aufwachzustand in den Wachzustand übergeht, sondern wenn er im Aufwachzustand bleibt, dann töten wir ihn. Der Mensch ist immer in Lebensgefahr, wenn er aufwacht. Nur wacht er so schnell auf, dass er diese Lebensgefahr überwindet.

Das sind die interessanten Zusammenhänge zwischen dem, was, auf das richtige Maß zurückgeführt, normal ist, und dem, was unnormal ist in dem Augenblick, wo es über das richtige Maß hinausgeführt wird.

Das sind die Prozesse, die, wie mir scheint, die alten Ärzte immer wieder zu verfolgen suchten. Wenn die alten Ärzte von der Erzeugung des Homunkulus (lat. kleiner Mensch) sprachen, so war es das, dass sie in ihrem noch vorhandenen Hellsehen so etwas schauen konnten, wie es das Phantom des Antimons ist.

Da erschien ihnen in den Bildeprozessen, die sie äußerlich in ihrem Labor vollführten, während das Antimon seine Kräfte entfaltete, da erschien ihnen, aus ihrem eigenen Wesen hinausprojiziert, was als Antimonkraft die albuminisierenden Kräfte bekämpft. Das erschien ihnen als eine Kraft. Was sonst im menschlichen Organismus bleibt, das projizierten sie hinaus, und sie sahen den Homunkulus, der da erschien, während sich die Prozesse abspielten, in denen das Antimon seine verschiedenen Formen annahm. In dem, was sich in den Prozessen abspielte, erschien ihnen der «Homunkulus».[13]

---

13 Die Stenogrammübertragung Finckh endet mit dem Satz: «Morgen wollen wir dann zu Ende reden, leider.»

Die Einleitung unseres Vademecums in einer kurzen Skizze, für **van Leer** *niedergeschrieben*

I. Was will unsere neue medizinische Methode?

Die neue medizinische Methode, welche hier der Welt mitgeteilt wird, unterscheidet sich von der alten durch eine andere Erkenntnis des Menschen. Die alte Methode, die sich aus den naturwissenschaftlichen Anschauungen der neueren Zeit herausgebildet hat, will alle Menschenerkenntnis dadurch erlangen, dass die physische Organisation zergliedert und im Gedanken wieder auferbaut wird.

Aber der Mensch ist nicht bloß eine physische Organisation. Er ist ebenso eine überphysische. Diese kommt in seinen seelischen und geistigen Erlebnissen und Tätigkeiten zur Offenbarung. Wie nun die physische Organisation die Grundlage der seelischen und geistigen ist, so sind diese die Gestalter und Beleber der physischen.

Man kann ohne die Einsicht in diesen Tatbestand keine wirkliche Erkenntnis weder des gesunden noch des kranken menschlichen Organismus erwerben.

Deshalb fügt die neue medizinische Methode zu der physischen Erkenntnis des Menschen die überphysische hinzu. Ihr Wesentliches besteht darin, dass sie zu der Einsicht gelangt, dass Vorgänge, die, wenn sie als geistige in relativer Absonderung von den physischen im menschlichen Organismus sich entwickeln, das wahre Wesen des Menschen darstellen, sofort zu Schädigungen werden, wenn sie in eine unrechte Verbindung mit diesen physischen kommen.

Die physische Organisation des Menschen nimmt den Weg zu einem Bestand, der sie befähigt, Träger des Seelischen oder Geistigen zu sein. Sie darf aber mit diesem Seelischen und Geistigen keine über ein entsprechendes Maß hinauskommende Verbindung eingehen. Ist das der Fall, so wird der Mensch krank.

Dass der Mensch dem Kranksein ausgesetzt ist, ist dem gleichen Grund zuzuschreiben, warum er ein geistiges und seelisches Wesen sein kann. Nur durch die Beobachtung des Geistigen im Physischen gelangt man zur Erkenntnis des Wesens der Krankheit. An der physischen Organisation werden die abnormen Prozesse nur als Veränderungen erkannt, die geradeso Naturgesetzen unterliegen wie die normalen. In der Eigenart als Krankheitsprozess erkennt man sie nur, wenn man von dem Physischen zu dem Überphysischen übergehen kann. Denn, so paradox es klingt, ein Mensch erkrankt, wenn etwas in seiner physischen Organisation zu stark zum Geistigen hin sich entwickelt.

Und nur aus einer solchen Erkenntnis des Krankseins ersteht eine wirkliche Therapie. Denn alle außermenschlichen Substanzen und Vorgänge stehen in einem gewissen Verhältnis zum Menschen. Bringt man eine solche außermenschliche Substanz oder einen außermenschlichen Vorgang in den Menschen hinein, so wirkt im Menschen alles überphysisch, was außer dem Menschen physisch wirkt. Dem steht gegenüber, dass auch alles, was im Menschen physisch wirkt, im Außermenschlichen überphysisch wirkt.

Man kann bei einer wirklichen Erkenntnis des Menschen in seinem Verhältnis zur Außenwelt immer für ein unrechtes Verhältnis des Überphysischen und Physischen im Menschen eine Substanz oder einen Vorgang der außermenschlichen Welt finden, die dieses Verhältnis in ein rechtes umwandeln. Aber eine solche Erkenntnis ist nur durch den Einblick in das Überphysische des Menschen möglich.

Therapie ohne Erkenntnis des Überphysischen in der Menschennatur ist eine Illusion. Dass dies so ist, darauf beruht das Unbefriedigende der gebräuchlichen medizinischen Methode, die nur auf den physischen Menschen bauen will.

Physische Wissenschaft ist nur als die Grundlage der leblosen Technik heilsam. Therapie braucht eine auf das Geistige gehende Wissenschaft. Eine solche will die hier empfohlene medizinische Methode liefern. Das Wesentliche an ihr ist, dass sie Heilmittel liefert, die auf physischer *und* geistiger Menschenerkenntnis beruhen. Und nur durch diese kann man das Heilkräftige von Substanzen und Vorgängen erkennen.

Man wird bei der Prüfung dieser Heilmittel sehen, wie sich der kranke menschliche Organismus unter ihrem Einfluss verändert und dadurch das Vertrauen zu ihnen gewinnen.

II. Pathologie und Therapie in der neuen (anthroposophischen) Methode

Das Wesen der neuen Heilmittel

Die Vorgänge im menschlichen Organismus sind nicht dieselben wie in der außermenschlichen Natur.* Man kann sie deshalb auch nicht auf die gleiche Art wie diese kennenlernen. Erst wenn der Mensch Leichnam geworden ist, gehen in ihm dieselben Prozesse vor sich, die durch Sinnesbeobachtung und die auf sie gestützten Verstandesoperationen erkennbar sind. Solange der Mensch lebt, empfindet und denkt, entreißt er fortwährend seinen Organismus den bloßen Naturvorgängen. Es gehen in ihm Prozesse vor sich, die nicht durch äußere Naturerkenntnis erfasst werden können.

Die äußere Naturerkenntnis als die einzig mögliche Erkenntnis ansehen, heißt auf Einsicht in die menschliche Wesenheit verzichten. Aber dieser äußeren Naturerkenntnis kann eine andere gegenübergestellt werden. Sie beruht auf einer in der menschlichen Seele zu entwickelnden geistigen Anschauung. Die Fähigkeiten zu dieser Anschauung sind in der alltäglichen Menschennatur ebenso schlummernd wie die im späteren Menschenalter auftretenden Seelenkräfte in dem ganz jungen Kind.

* Es soll hier nur vom Menschen gesprochen werden. Man kann allerdings durch die Betrachtung des tierischen Organismus auch für den menschlichen viel erfahren; doch soll hier auf eine solche Erfahrung zunächst keine Rücksicht genommen werden.

Eine erste Fähigkeit, die man ausbilden kann, ist die Denkfähigkeit und die Gedächtniskraft. Man kann diese rein geistig durch Übung so steigern, wie man die Muskelkraft durch Übung steigern kann. Man erreicht dieses, indem man sich auf ganz klare Gedanken innerlich immer wieder konzentriert. Man führt dadurch dem Denken aus der Tiefe des Menschenwesens Kraft zu. Aber man muss dabei alle Aufmerksamkeit auf die innere Denktätigkeit selbst lenken. Man muss Gedanken haben, nicht um ein Ding oder einen Vorgang der Außenwelt abzubilden, sondern um mit aller inneren Kraft in dem Gedanken zu leben. Man erfährt dann, dass der Gedanke von der inneren Menschennatur her sich eine Kraft zuströmen lässt, die er früher in die Tiefen des Unterbewusstseins hat hinuntersinken lassen, um nichts in sich selbst zu haben und dadurch die Eindrücke der äußeren Natur in sich aufnehmen zu können.

Diese untergesunkene Kraft entdeckt man wieder im inneren Erleben. Das Denken wird etwas, das den Menschen erfüllt wie die Muskelkraft. Man empfindet einen zweiten Menschen in sich.

Hat man diesen «zweiten Menschen» einmal innerlich erlebt, so hat man auch in der ganzen Welt eine «zweite Welt» erlebt. Sie sei hier die ätherische Welt genannt.

Der Mensch steht in dieser ätherischen Welt mit seiner ätherischen Organisation so darin, wie er mit seiner physischen Organisation in der physischen drinsteht. Aber dieses Ätherische hat ganz andere Gesetze als die physische Welt.

Die Stoffe, welche der Mensch durch die Ernährung zu sich nimmt, sind auf dem Weg, in die rein physische Natur überzugehen, oder sie sind von vorneherein rein physische Substanzen, zum Beispiel das Kochsalz. Aber auch dasjenige, was der Mensch aus dem Pflanzen- oder Tierreich aufnimmt, ist auf dem Weg zum rein Physischen. Es wird ja auch durch Auflösen, Kochen und so weiter rein physischen Prozessen unterworfen. Dieses rein Physische muss im Menschen den Weg zur Wiederbelebung antreten. Das geschieht, indem es in die Arbeit der ätherischen Organisation aufgenommen wird.

In der ätherischen Organisation hören die rein physischen Wirkungen auf. Wachstum, Ernährung und so weiter sind überphysische, von der ätherischen Organisation besorgte Prozesse.

Ist der Organismus stark genug, um in seinem ätherischen Teil die Umwandlung der physischen Kräfte in genügendem Maß zu besorgen, so ist er gesund. Ist das nicht der Fall, ist die ätherische Organisation zu schwach, so wird er krank. Er enthält dann Substanzen oder Vorgänge, welche zwar in der außermenschlichen Natur ihre Berechtigung haben, innerhalb des Menschen aber ein Fremdartiges darstellen. In der Erkenntnis dieses Fremdartigen im Menschen besteht der pathologische Teil der Medizin. Wenn der Organismus nicht durch sich selbst die gekennzeichnete Umwandlung besorgen kann, so muss ihm durch äußerliche Hilfsmittel Unterstützung werden.

Ein Beispiel soll veranschaulichen, wie das der Fall sein kann. Man nehme an, die ätherische Organisation erweise sich zu schwach, um gewissen Substanzen diejenige Konsistenz zu geben, die sie haben müssen, um sich der Knochengestaltung so einzufügen, dass die Knochen mit dem ganzen Lebensprozess in dem richtigen Verhältnis stehen. Die Knochen ziehen sich dadurch zu stark in ihre eigene Wesenheit zurück. Sie entziehen ihr Leben dem Organismus. Führt man, wenn dieses in der rechten Art bemerkt wird, Blei in ganz geringen Mengen in den Organismus ein, so wirkt dieses so, wie wenn der ätherische Organismus in seinen Kräften gerade nach derjenigen Richtung verstärkt worden wäre, nach der er vorher Mangel gehabt hat.

In der Erkenntnis, inwiefern das Fremdartige im Menschen überwunden werden kann, sodass die Umwandlung des Physischen in der entsprechenden Art vor sich geht, besteht der therapeutische Teil der Medizin. Man hat jedoch den Menschen noch nicht voll erkannt, wenn man außer seiner physischen Organisation nur die ätherische ergriffen hat.

Man kann noch andere Seelenkräfte außer dem Denken zu geistigem Anschauen entwickeln.

Wenn man das zur Ätherwelt führende erstarkte Denken erlebt hat, so kann man durch die innere Kraft der Seele es unterdrücken. In dem normalen Lebensprozess muss durch einen solchen innerlichen Vorgang der Schlaf eintreten. Man kann es aber auch durch Übung dazu bringen, dass die Seele nicht einschläft, wenn sie das verstärkte Denken unterdrückt. Das Bewusstsein bleibt dann wach, trotzdem von außen gar keine Eindrücke mehr kommen. Diesem Bewusstsein wird dann eine wirkliche geistige Welt offenbar. Zur gewöhnlichen Welt tritt eine geistige hinzu. In dieser geistigen Welt erkennt man eine dritte menschliche Organisation, gewissermaßen einen «dritten Menschen». Man kann ihn die astralische Organisation nennen.

Man erkennt nun, dass im bewussten oder halbbewussten Leben die Organempfindungen, das dunkle Lebensgefühl, das unbestimmte Erfühlen des Organismus überhaupt, von dieser astralischen Organisation ausgehen. Auch Hunger und Durst, Sättigungsgefühl, Ermüdung und so weiter gehen davon aus.

Man erkennt ferner, dass dieser astralische Organismus aber nicht nur der Träger dieser bewussten oder halbbewussten Zustände ist, sondern dass dies nur die *eine* Seite seiner Tätigkeit darstellt – diejenige, welche dem Bewusstsein der Seele zugeneigt ist. Die andere Seite reicht hinunter in die unterbewussten organischen Verrichtungen. Derselbe astralische Leib bringt zum Beispiel die Ermüdung zum Bewusstsein, derselbe lebt in den Organen, die Ermüdung erzeugend.

Es muss nun aber zwischen diesen beiden Seiten der astralischen Tätigkeit das richtige Verhältnis herrschen. Das kann nur sein, wenn sich die ätherische Organisation in der rechten Art zwischen die Tätigkeit der astralischen und die der physischen Organisation stellt. Ist die ätherische Organisation zu schwach, dann ist sie nicht imstande, das Astralische vom Physischen genügend fernzuhalten. Es greift dann das Astralische zu stark in das Physische ein.

Für das normale Leben des Menschen ist es notwendig, dass das Astralische von dem Physischen genügend stark abgehalten wird und nur als Seelisches wirkt. Denn tritt das Seelische zu stark an das Physische heran, so nähern sich die Prozesse im Physischen den außermenschlichen Vorgängen. Es werden aus den menschlichen Organen selber Fremdkörper, die dann so wirken wie ein Fremdartiges, das in den Menschen eindringt und das durch die schwache ätherische Organisation nicht zur Umwandlung gebracht werden kann.

Der astralischen Organisation verdankt der Mensch den niederen Teil seiner seelischen Fähigkeiten. Er ist durch sie aber auch dem Kranksein ausgesetzt dadurch, dass diese Organisation in gewissen Fällen nicht stark genug von der physischen Organisation abgesondert ist und dadurch auf unrechte Art in diese Organisation Fremdartiges eingliedert.

Man muss nun diejenige außermenschliche Substanz oder denjenigen außermenschlichen Vorgang kennen, die aus dem Physischen das Astralische heraustreiben. Und man wird an dieser Substanz oder diesem Vorgang ein Heilmittel haben.

Alles Heilen beruht demnach darauf, die Zusammenhänge des Physischen und des Überphysischen in der Menschen-Organisation zu durchschauen, und dann, wenn diese Zusammenhänge einen abnormen Charakter annehmen, in der außermenschlichen Natur das Mittel zu finden, dem Abnormen entgegenzuwirken.

Es besteht ein polarer Gegensatz zwischen den rein physischen, auch den ätherisch orientierten Prozessen im Organismus und denjenigen, von denen das Bewusstsein abhängt. Je stärker die ersten sind, desto mehr müssen die zweiten zurücktreten. Ein aus sich selbst heraus, nach seinen eigenen Kräften und Gesetzen wirksames Physisch-Organisches unterdrückt das Bewusstsein.

Die körperlichen Vorgänge, welche die Träger des Bewusstseins sind, können sich nicht in ihrer Art und nach ihren Gesetzen fortsetzen, wenn Bewusstsein entstehen soll. Sie müssen rückgebildet, in sich abgelähmt, ja in ihrer Eigenart vernichtet werden. Was man in geistiger Anschauung als astralische Organisation erkennt, das lähmt die ätherische Organisation. Um die unbestimmten, halbbewussten und unterbewussten Erlebnisse zu gestalten, müssen die von der ätherischen Organisation abhängigen Lebensprozesse herabgelähmt werden.

Damit ist aber nicht die gesamte menschliche Organisation gegeben. Das geistige Schauen, das die Astralorganisation erfasst, kann weitergehen. Dann tritt eine vierte Organisation, ein «vierter Mensch», die Ich-Organisation, vor der Einsicht auf.

Diese Ich-Organisation wirkt der physischen Organisation geradeso entgegen wie die astralische der vom Äther-Organismus abhängigen. Im Menschen muss fortwährend physische Substanz sich lebend gestalten. Dem entspricht die Tätigkeit des physischen und des ätherischen Organismus. Der letztere vollführt seine Vorgänge, indem er zugleich dasjenige, was sich in festen Formen gestalten will, in dem flüssigen Element löst. Die astralische Organisation lähmt die lebenzeugende Tätigkeit. Das geschieht, indem gleichzeitig das Flüssige in das Luftförmige übergeführt wird. Ein Beispiel dieser Tätigkeit ist der Atmungsvorgang. Er trägt das Lebend-Flüssige des Organismus in das Luftförmige der eingeatmeten Luft hinüber und lähmt es damit so weit, dass es Träger der halbbewussten oder unterbewussten Seelenvorgänge sein kann.

An diesen Vorgängen wirkt die Ich-Organisation mit. Aber sie treibt alles, was da geschieht, noch weiter. Sie taucht alle im Festen, Flüssigen und Luftförmigen verlaufenden Prozesse in die Wärmedifferenzierungen des Organismus. In den in sich mannigfaltig verlaufenden Wärmevorgängen des Organismus wandelt die Ich-Organisation fortwährend alles Substanzielle und alle Vorgänge des Organismus partiell so um, dass der Organismus Träger des selbstbewussten Seelenlebens werden kann. Wird die Kraft, mit der diese Umwandlung geschieht, zu stark oder zu schwach, so tritt Kranksein ein. Es handelt sich dann darum, durch die Diagnose zu erkennen, wo der Mangel im Eingreifen der Ich-Organisation liegt. Er kann zum Beispiel in einer Gesamtschwäche der Ich-Organisation liegen, sodass diese dem Körper nicht genügend Wärme verarbeitet. Er kann darin liegen, dass ein Organsystem auf Kosten eines anderen zu viel oder zu wenig Einfluss von der Ich-Organisation erhält und so weiter.

In allen diesen Fällen ist es möglich, die Ich-Organisation zu ihrem richtigen Maß zu bringen. Kennt man die Vernichtungsprozesse in der außermenschlichen Natur, so kann man immer eine Substanz oder einen Prozess finden, die, in den Körper eingeführt, der Ich-Organisation zu Hilfe kommen. Man kann zum Beispiel diagnostisch feststellen: In irgendeinem Organ wird zu wenig Wärme zugeführt. Man bringt einen auf dieses Organ wirksamen Stoff in den Organismus, der Sauerstoff abgibt, weil man ihn vorher einem Prozess unterworfen hat, durch den er diese Fähigkeit erlangt. Dadurch kann die Schädigung ausgeglichen werden.

In dieser Art wird durch die Zuhilfenahme der Erkenntnis des Überphysischen in der Menschennatur eine wirklich rationelle Therapie begründet. Man gelangt zu der exakten

Einsicht von dem Wirken der Heilmittel im menschlichen Gesamtorganismus. In einer solchen medizinischen Denkungsart wird alles bloße Probieren mit Heilmitteln überwunden. So sind die Heilmittel entstanden, die von dem pharmazeutischen Laboratorium am Goetheanum empfohlen werden. Sie sind das Ergebnis einer rationell-exakten medizinischen Denkungsart. Manche sind ähnlich dem, was schon verwendet worden ist. Da liefert die neue Denkungsart die notwendige Einsicht, warum das Mittel wirkt. Aber weitaus die meisten sind neue Mittel, weil sich deren gesundende Wirkung erst durch die hier skizzierte neue medizinische Erkenntnis vom Wesen des Menschen ergibt.

Nervenstoff und Blutstoff

(aus dem Vortrag vom 13.6.1916)

Meine lieben Freunde! In der Geisteswissenschaft betrachten wir alles Materielle, alles Stoffliche, als eine Offenbarung des Geistigen. Es handelt sich aber immer darum, in welcher Weise im Einzelnen dieses oder jenes Stoffliche als eine Offenbarung des Geistigen anzusehen ist. Denn mit dem allgemeinen Satz, alles Stoffliche sei eine Offenbarung des Geistigen, ist nichts Besonderes gesagt. Für den, der ernsthaft nach Erkenntnis strebt, handelt es sich darum, immer beim einzelnen Stofflichen, das in der Welt auftritt, zu erkennen, wie es eine Offenbarung des Geistigen ist.

Wir wollen heute den alten Satz betrachten, dass der Mensch ein Mikrokosmos ist. Der Mensch tritt uns als stoffliche Erscheinung entgegen, und wenn wir Ernst machen mit dem Satz, dass er die Geheimnisse des ganzen Kosmos in sich enthält, so muss es uns ganz besonders wertvoll sein, gerade sein stoffliches Wesen daraufhin zu prüfen, inwiefern es eine Offenbarung des Geistigen ist.

Wenn wir das Stoffliche des Menschen ins Auge fassen, dann zeigt sich uns, dass zwei ganz verschiedene Stoffarten vorhanden sind: der Nervenstoff und der Blutstoff. Es gibt viele andere Stoffe für eine äußerliche Betrachtungsweise – Muskelstoff, Knochenstoff und so weiter –, aber sie werden alle aus dem Blut heraus gebildet. Wenn wir sie genauer kennenlernen, lernen wir sie in ihrer Entstehung aus dem Blut kennen.

So können wir schon äußerlich in der denkenden Betrachtung den Unterschied zwischen dem Nervenstoff und dem Blutstoff finden. Wir brauchen uns bloß zu überlegen, dass alles, was zum Blut gehört, sich von innen heraus an den stofflichen Vorgängen des menschlichen Organismus beteiligt. Das Blut wird im Inneren des Menschen erzeugt, und es erzeugt wiederum alles, was für das stoffliche Dasein des Menschen notwendig ist.

Dagegen zeigen sich uns gerade die wichtigsten Nerven als Fortsetzungen der äußeren Sinne. Wenn wir das Auge nehmen, so werden wir nach rückwärts gehend als Fortsetzung des Auges den Augennerv, den Sehnerv, finden, der sich dann in die weitere Nervensubstanz des Gehirns einsenkt. Alle Nerven sind Fortsetzungen der Sinnesorgane. Die Prozesse, die sich in ihnen abspielen, spielen sich durch äußeren Einfluss ab, durch das, was von außen auf den Menschen wirkt.

Wie wir in der äußeren Welt die beiden Magnetpole, den Nord- und den Südpol, haben, wie wir positive und negative Elektrizität haben, so haben wir in der Nervensubstanz und in der Blutsubstanz die zwei Pole der menschlichen physischen Wesenheit. Sie sind innerlich sehr, sehr verschieden, diese beiden Stoffarten, der Nervenstoff und der Blutstoff.

Wenn man nach den Methoden der heutigen Anatomie und Physiologie den Menschen auf dem Seziertisch untersucht, so legt man das hübsch nebeneinander, was aus dem Blut von innen stammt und die Nervensubstanz, die ihren Aufbau von außen erhält – und es erscheint Substanz neben Substanz. Aber sie sind voneinander grundverschieden. Wenn wir das Leben verfolgen, dann zeigt sich uns der große Unterschied zwischen Blutstoff und Nervenstoff.

Wir könnten vieles aus der allermodernsten Anatomie und Physiologie anführen, wenn wir diesen polaren Gegensatz näher begründen wollten. Das aber soll heute unterlassen werden. Wir wollen mehr auf die geisteswissenschaftliche Seite der Sache eingehen.

Das Blut stellt sich uns als das dar, was in die menschliche Organisation durch die Vorgänge gekommen ist, die Erdvorgänge sind. Das Blut ist ein Erdwesen. Wir wissen, dass der Mensch durch das Saturn-, Sonnen- und Monddasein vorbereitet worden ist, lange bevor es eine Erde gab. Alles, was da vorbereitet wurde, hatte noch nicht das Blut in sich. Das Blut, so wie es heute durch unsere Adern fließt, ist erst durch die Erdorganisation hinzugekommen. Dagegen ist in der ganzen Bildung des Nervenwesens all das enthalten, was durch den Saturn-, Sonnen- und Mondprozess, durch die Vorprozesse unserer Erdorganisation, lange vorbereitet worden ist.

Wenn derjenige, der geisteswissenschaftlich diese Sache untersucht, seinen Blick einerseits auf die Blutsubstanz, andererseits auf die Nervensubstanz wirft, so zeigt sich ihm ein gewaltiger Unterschied zwischen den beiden Substanzen. Die Nervensubstanz ist das, was am Menschen nicht irdisch ist, die Blutsubstanz ist das, was am Menschen irdisch ist.

Die Nervensubstanz hat ihren Ursprung in Vorgängen, die vor der Bildung der Erde liegen. Die Blutsubstanz hat mit allem, was in ihr wallt und webt, ihren Ursprung in irdischen Vorgängen. Unsere Nervensubstanz ist gar nicht von dieser Erde, sie ist in uns als ein Außerirdisches eingewoben, sie ist mit dem Kosmos verwandt. Das Blut ist ganz und gar mit dem Irdischen verwandt.

Unsere Nervensubstanz ist in das Irdische nur hereinversetzt. Sie existiert hier im Irdischen, nur weil wir Menschen als stoffliche Wesen auf der Erde herumgehen. In unserer Nervensubstanz tragen wir etwas in uns, was einen außerirdischen Ursprung hat und auf die Erde versetzt worden ist.

Das ist eine außerordentlich wichtige Tatsache: Unsere Nervensubstanz ist so, wie sie in uns gelagert ist, tot. Wir brauchen nur die gegenwärtigen Bücher über Physiologie oder Anatomie aufzuschlagen und wir werden sehen, dass die Nervensubstanz als Substanz das Haltbarste, das Unveränderlichste im Menschen ist. Das kommt daher, dass sie ihrem Ursprung nach eine lebende Substanz ist, aber dadurch, dass wir sie als Erdmenschen in uns tragen, tot ist.

Wenn wir Nervensubstanz bis dahin hinauftragen würden, wo die Erdkräfte nicht mehr wirken, so wäre sie ein wunderbar lebendiges, vibrierendes Wesen. Die Nervensubstanz ist auf das Leben im Himmel, in allem Außerirdischen angelegt. Dadurch, dass sie in die Sphäre des Irdischen hereingebracht wird, stirbt sie ab zu dem Grad des Totseins, in dem sie in unserem Organismus ist. Das ist etwas höchst Merkwürdiges: Wir tragen in uns Nervensubstanz, die kosmisch lebendig und irdisch tot ist.

Wir tragen stofflich in unserer Nervensubstanz ein Außerirdisches in uns. Wir haben hier einmal über «Anthroposophie» im engeren Sinne gesprochen und wir haben zwölf Sinne aufgezählt. Zwölf Sinne hat der Mensch, wenn man alles aufzählt, was Sinn genannt werden kann. Die Sinne sind das, von dem die Nerven wie kleine Bäume sich nach dem Inneren erstrecken. Das ist deshalb so, weil sich in unserem Nervenapparat, insofern er zu den Sinnen dazu gehört, ein Himmlisches ausdrückt: der Durchgang der Sonne durch die zwölf Sternbilder. Das Verhältnis des Durchgangs der Sonne durch die zwölf Sternbilder ist in dem Verhältnis unseres Nervensystems zu den zwölf Sinnen ausgedrückt.

Daraus können wir ersehen, dass wir das, was in dem Durchgang der Sonne durch die zwölf Sternbilder draußen kosmisch vorhanden ist, dass wir das innerlich in uns tragen in dem Verhältnis unseres gesamten Nervensystems zu den zwölf Sinnen. Und wenn wir das mehr nach innen gelagerte Nervensystem nehmen, das zum Rückenmark gehört, haben wir im Rückgrat Ring nach Ring übereinandergelagert, und da hindurch geht der Nervenstrang. Diese Ringe entsprechen den Tagen des Monats (28 bis 31), dem Gang des Mondes um die Erde herum, sodass auch in diesem Hingehen immer eines Nervs zu einem Loch in dem Ring des Rückgrats etwas gegeben ist, was einem Tag im Monat entspricht.

Das ist wieder ein himmlisches Verhältnis. Das Verhältnis des Mondgangs um die Erde drückt sich in dem aus, was wir als Verhältnis unserer Innennerven zum Rückenmark in uns tragen. Wir sind ganz und gar, insofern wir aus Nervensubstanz aufgebaut sind, aus dem Himmel heraus, aus dem Kosmos draußen gebaut.

Nur derjenige versteht richtig die wunderbare Anordnung der Nervensubstanz in uns, der in ihr ein Abbild des ganzen Sternenhimmels wahrnehmen kann. Der Mensch trägt in sich in der baumartigen Anordnung seiner Nervensubstanz ein Abbild des ganzen Sternenhimmels. Die Kräfte, die draußen von Stern zu Stern fließen, die sich in den Kreisläufen des Himmels ausdrücken, fließen in unserem Nervensystem, aber abgestorben und in uns lagernd.

Wie wir bei so vielem sehen können, dass das ganze Universum sich im Menschen ausdrückt, so können wir es auch in dem Zusammenhang zwischen dem Aufbau des ganzen Kosmos außerhalb der Erde und unserem Nervenbau sehen. Das Nervensystem ist lebendig aus dem Himmel gebaut. In uns ist es deshalb abgestorben, weil es in der Sphäre der Erde ist.

Ganz anders müssen wir über unsere Blutsubstanz sprechen. Diese ist durch und durch irdisch. Das Eigentümliche der irdischen Vorgänge ist, dass sie nicht leben. Wie wir wissen, ist das Mineralreich, das erst auf der Erde dazugekommen ist, das leblose Reich. Diesem leblosen Reich entspricht in uns das Element des Blutes. Solange es in uns ist, lebt das Blut, aber sein Eigentümliches ist, dass es nicht durch seine innere irdische Natur zum Leben bestimmt ist, sondern sein Leben dadurch bekommt, dass es im Menschen mit dem verbunden ist, was außerirdisch ist.

Während das Nervensystem zum außerirdischen Leben im Kosmos bestimmt und in uns tot ist, ist das Blut innerlich in uns dazu bestimmt, tot zu sein, und es erlangt sein Leben von außen. Das Nervensystem gibt sein Leben an das Blut ab – so wird das Nervensystem tot und das Blut lebendig gemacht. So wahr das Nervensystem kosmisch das Leben und irdisch den Tod in sich hat, so wahr hat das Blut umgekehrt durch sich irdisch den Tod und erborgtes, ihm aufgeprägtes kosmisches Leben. Das Leben ist überhaupt nicht von unserer Erde. Daher muss das Nervensystem den Tod aufnehmen, damit es irdisch wird, und das Blut muss lebendig werden, damit der Mensch sich der außerirdischen Welt zuwenden kann.

Da aber wird das, was wir immer durch die Geisteswissenschaft aufzunehmen hatten, recht ernst. Wir tragen in uns die Nervensubstanz, die durch ihre eigene Wesenheit zum

Leben bestimmt ist, aber in uns tot ist. Wodurch ist sie tot? Dadurch, dass sie auf die Erde versetzt ist. Aber der Tod ist das Reich des Ahriman. Wir tragen in unserem Nervensystem, indem es durch die irdische Sphäre getötet ist, das Ahrimanische in uns. Und in dem Blut, das in uns lebendig gemacht wird – während es durch seine eigene Natur zum Tod, zu bloß chemischen und physischen Vorgängen bestimmt ist –, tragen wir das Luziferische in uns. Weil das Nervensystem tot wird, kann Ahriman in uns sein, weil das Blut lebendig wird, kann Luzifer in uns sein. Wir sehen, wie bedeutsam sich diese beiden Substanzen voneinander abheben, wie sie wie Nord- und Südpol sich polar zueinander verhalten.

Wir blicken hinauf zu dem Weltraum, zu dem Außerirdischen, und wir sagen uns: Da draußen ist der Geist, der in unserem Nervensystem leben würde, wenn dieses nicht auf die Erde heruntergekommen wäre. Da draußen ist, das Universum erfüllend, der Geist, der zu unserem Nervensystem gehört. Und indem wir den Gedanken auf unser Blut lenken, sagen wir uns: Das Blut, das wir in uns tragen, ist durch seine eigene Wesenheit bloß zu physischen und chemischen Vorgängen bestimmt, bloß durch den Sauerstoff in der Weise umgesetzt zu werden, wie wir das in der Anatomie, in der Physiologie beschrieben finden. Aber dadurch, dass es in uns lebt, hat es Anteil am Leben des Universums. Aber dieses Leben ist zunächst ein luziferisches Leben.

Und jetzt, meine lieben Freunde, erinnern wir uns an das, was wie ein roter Faden durch viele unserer Betrachtungen gegangen ist. Erinnern wir uns an das, was wir über das Herabsteigen des Christus aus den Weltsphären in unsere Erdsphäre gesagt haben. Was in unserer Erinnerung auftaucht, können wir mit den Gedanken verbinden, die jetzt geäußert worden sind.

Wir sind als Menschen aus dem Weltall, aus dem Universum stammend. In der alten lemurischen Zeit, überhaupt im Laufe der Erdentwicklung sind wir herabgekommen und haben unsere Entwicklung mit der Erde verbunden. Aber indem wir unser Nervensystem der Erde zur Entwicklung anvertraut haben, haben wir es der Totwerdung anvertraut, und sein Leben haben wir oben gelassen. Dieses Leben, das wir oben gelassen haben, ist dasselbe, das später in dem Christus-Wesen nachgekommen ist. Das Leben unserer Nerven, das wir nicht vom Anfang unseres Erddaseins an in uns tragen konnten, ist in dem Christus-Wesen nachgekommen.

Und was musste es im Erddasein ergreifen? Es musste das Blut ergreifen! Daher das viele Hinblicken auf das Mysterium des Blutes. Was in uns voneinander getrennt worden ist – indem das Nervensystem sein kosmisches Leben verloren und das Blut ein kosmisches Leben bekommen hat, indem das Leben Tod und der Tod Leben geworden ist –, das erreicht eine neue Verbindung dadurch, dass das, was in unserem irdischen Nervensystem nicht lebt, aus dem Kosmos zu uns niedergestiegen ist, Mensch geworden ist. Das Christus-Wesen ist in das Blut getreten und hat sein Blut mit der Erde vereinigt, wie wir in früheren Vorträgen ausgeführt haben. Und wir als Menschen können durch die Teilnahme an dem Christus-Mysterium den polaren Gegensatz zwischen unserem Nervensystem und unserem Blutsystem ausgleichen.

Die Menschen tragen diesen Gegensatz in sich, und dieser Gegensatz drückt sich in der verschiedensten Weise aus. Da gibt es zum Beispiel die Wissenschaft, die in der Naturwissenschaft ihren Abschluss gefunden hat. Die Naturwissenschaft spricht von der Welt als aus Atomen aufgebaut. Diese Atomc, von denen die Naturwissenschaft spricht, sind reine Fantasie. Sie sind nirgends draußen. Warum spricht aber der Mensch von Atomen? Weil er in sich das Nervensystem aus lauter Kügelchen gebaut hat, und das projiziert er nach außen. Die atomistische Welt draußen ist nichts anderes als das hinausprojizierte Nervensystem. Der Mensch verlegt sich selbst in die Welt hinaus. Er denkt die Welt aus Atomen, weil sein Nervensystem selbst aus einzelnen Ganglien-Kügelchen zusammengesetzt ist. Die Wissenschaft wird immer atomistisch sein wollen, weil sie aus der Nervensubstanz kommt.

Der Wissenschaft gegenüber steht all das, was Mystik, was Religion ist. Das kommt aus dem Blut. Das will nicht Atomismus, das will überall nur Einheit sehen. Diese beiden Gegensätze streiten sich in der Welt. Man ist erst aufgeklärt über diesen Streit, wenn man weiß, dass das der innere Streit in der menschlichen Natur zwischen Nervensubstanz und Blutsubstanz ist. Es gäbe in der Welt keinen Streit zwischen Wissenschaft und Religion, wenn nicht in der Menschennatur der Streit zwischen Nervensubstanz und Blutsubstanz wäre.

Den Ausgleich finden wir dadurch, dass wir uns in der richtigen Art mit dem vereinigen, was als das Christus-Wesen seit dem Mysterium von Golgota die Erde durchpulst. Jede Empfindung, jedes Erlebnis, das wir in Anknüpfung an das Mysterium von Golgota haben, trägt zu diesem Ausgleich bei. Die Menschen sind heute noch nicht sehr weit in Bezug auf dieses Ausgleichen, aber das Streben muss dahin gehen.

Wir selbst finden in unserem Kreis sehr häufig, wie der charakterisierte Gegensatz nach der einen oder nach der anderen Richtung sich ausprägt. … Wir verstehen Anthroposophie erst, wenn sie uns erwärmt, wenn sie uns erfüllt mit dem Leben, das in ihr waltet.

Der Christus hat einmal gesagt: «Ich bin bei euch bis ans Ende der Erdentage.» Er ist nicht als ein Toter, er ist als ein Lebender unter uns. Er offenbart sich immer. Nur diejenigen, die so kurzsichtig sind, dass sie sich vor seinen neuen Offenbarungen fürchten, sagen, man soll bei dem bleiben, was immer gegolten hat. Diejenigen aber, die nicht feige sind, wissen, dass der Christus sich immer offenbart. Deshalb dürfen wir auch das, was er als Anthroposophie offenbart, als eine Christus-Offenbarung aufnehmen.

«Gar oft, meine lieben Freunde, werde ich gefragt von unseren Mitgliedern: ‹Wie setze ich mich in Verbindung mit dem Christus?› – Es ist eine naive Frage! Denn alles, was wir anstreben können, jede Zeile, die wir lesen aus unserer anthroposophischen Wissenschaft, ist ein Sich-in-Beziehung-Setzen zu dem Christus. Wir tun gewissermaßen gar nichts anderes. Und derjenige, der nebenbei noch ein besonderes Sich-in-Beziehung-Setzen sucht, der drückt nur naiv aus, dass er eigentlich vermeiden möchte den etwas unbequemen Weg, etwas zu studieren oder etwas zu lesen.»[1]

Aber noch etwas anderes können wir aus dieser Betrachtung sehen. Diese Betrachtung hat ganz wissenschaftlich begonnen, sie hat anatomisch-physiologisch begonnen. Wir sind von der stofflichen Betrachtung des Menschen ausgegangen, und wir finden jetzt den Übergang zu der höchsten Erkenntnis, die sich dem Menschen auf der Erde bieten kann: zu der Christologie.

Diesen Übergang kann uns keine andere Wissenschaft geben. Die Geisteswissenschaft zeigt uns, wie unsere Nerven-

---

1 Dieser Absatz ist wörtlich dem Manuskriptdruck 1921 entnommen. In der kürzeren Nachschrift lautet er wie folgt: «Ich werde oft von unseren Mitgliedern gefragt: Wie setze ich mich mit dem Christusimpuls in Verbindung? Sehen Sie, das ist eine naive Frage. Wir tun ja eigentlich garnichts anderes als uns in Verbindung setzen mit dem Christus-Impuls. Jede Zeile, die wir lesen aus der G.W. [Geisteswissenschaft] ist ein sich in Beziehung setzen mit dem Christus-Impuls. Diese Frage, die so oft von Mitgliedern gestellt wird, ist wirklich eine naive Frage; und wer diese Frage stellt, der findet oft den Weg, bei dem es eben ohne Erlernen und Erkenntnis nicht abgeht, zu unbequem.»

substanz dadurch das Leben verloren hat, dass sie irdische Substanz geworden ist. Wo aber ist das Leben, das unsere Nervensubstanz verloren hat? Als Jesus von Nazareth dreißig Jahre alt war, zog der Christus in seinen Leib und ging durch das Mysterium von Golgota. Was unserem Nervensystem fehlt, weil wir mit dem Ahrimanischen ausgefüllt sind, weil wir irdische Menschen sind, das tritt uns im Mysterium von Golgota entgegen. Unsere Aufgabe ist, es ins Blut aufzunehmen, um das Luziferische im Blut zu durchchristen, um unseren Enthusiasmus so zu gestalten, dass der Christus in uns lebt.

Was wir in abstrakten Gedanken denken, das ist an die Nervensubstanz gebunden; was in uns als Gefühl lebt, das ist an das Blut gebunden. Wie im Organismus die Beziehung zwischen Nervensubstanz und Blutsubstanz ist, so ist in der Seele die Beziehung zwischen dem Denken, das in Abstraktionen, in kalten Gedanken verläuft, und dem Fühlen, das uns in Enthusiasmus versetzt, wenn die Dinge für uns nicht kalte Gedanken bleiben, wenn wir erwärmt werden durch den Geist.

So sehen wir physiologisch-geistig in das hinein, was sich mit dem Mysterium von Golgota vollzogen hat. Nachgezogen ist dem Menschen das, was er zurückgelassen hat. Es soll ihn wieder durchseelen. Hätte es ihn gleich im Beginn des Erdwirkens durchdrungen, dann hätte es ihn so durchdrungen, dass er ein Automat des Geistes geworden wäre. So aber hat der Mensch im Erdlauf eine Zeit lang seine Entwicklung vollendet, und erst dann sollte ihn «durchseelen», was ihn am Anfang nicht «durchkörpern» durfte.

Das ist der wunderbare Zusammenhang, der uns die Wirksamkeit des Geistigen bis in den Stoff hinunter zeigt. Er zeigt nicht nur den allgemeinen Geist, von dem der verschwommene Pantheismus redet, sondern den konkreten Geist, den wir durch das Mysterium von Golgota gehen sehen. Das ist es, was ich gemeint habe, als ich gesagt habe: Mit der allgemeinen Wahrheit, dass alle Materie eine Offenbarung des Geistes ist, ist nichts Besonderes gesagt. Wahre Erkenntnis gewinnen wir erst, wenn wir wissen, wie in dem einzelnen materiellen Dasein das Geistige sich offenbart.

Wenn wir das nehmen, was die äußere Wissenschaft heute bietet, dann ist darin eine ganze Fülle von Dingen enthalten, die nur darauf warten, von geistiger Auffassung durchdrungen zu werden. So stark können sie von geistiger Auffassung durchdrungen werden, dass die allermateriellste Wissenschaft sich mit Christologie verbindet.

Aber wir leben in einem Zeitalter, in dem es den Menschen schwer wird, den Weg zu finden, der das Nervensystem und das Blutsystem miteinander verbindet. In einer Reihe von Betrachtungen habe ich gezeigt, wie weit unsere Zeit entfernt ist von einer solchen geistgemäßen Auffassung der Welt. (Es folgt eine Besprechung von Zeitphänomenen: H. Bahr, H. Deinhardt, R. W. Trine u. a.)

Die Macht der Technik und die Würde des Menschen

(Nachwort von Pietro Archiati)

In diesem Nachwort wird versucht, einige Aspekte der beiden Vorträge, der «Einleitung» und der Ausführungen über «Nervenstoff und Blutstoff» aufzugreifen. Dabei kommen vor allem zwei Orientierungen in Betracht, auf die Rudolf Steiner den größten Wert legt. Die erste Orientierung weist darauf hin, dass alles, was am gesunden oder kranken Organismus sinnlich wahrnehmbar ist, immer die Wirkung von etwas ist, was in der Seele (im Bewusstsein) oder im Geist (unter- bzw. überbewusst) geschieht oder geschehen ist. Die moderne Wissenschaft strebt nach Kausalerklärung. Auch im Medizinischen ist diese nur zu finden, so Rudolf Steiner, wenn man sich bewusst macht, dass im Sinnlich-Wahrnehmbaren des Körpers nur Wirkungen oder Rückwirkungen, keine ursprünglichen Ursachen, gegeben sind.

Dies gilt für alles, was den Menschen betrifft. Wenn jemand nach 50 Schritten auf dem Weg vom Haus A zum Haus B plötzlich umkehrt, weil er vergessen hat, etwas mitzunehmen, sind nicht die 50 gemachten Schritte die Ursache des 51., sondern der neue Gedanke, der neue Wille. Die Ursache von allem ist immer der Gedanke. Dieser ist aber etwas Übersinnliches, er kann nicht mit äußerlichen Sinnen wahrgenommen werden. So wird in diesen Zeilen versucht, auf «die geistigen Ursachen» (S. 19) einzugehen, die zu einem schwach oder zu einem «stark geregelten Atmungsrhythmus» (S. 29) führen, was im Umgang mit Bakterien und Viren ausschlaggebend ist.

Die zweite Orientierung betrifft den menschlichen Organismus, den physischen Körper selbst. Dieser besteht aus drei Systemen – aus dem Nerven-Sinnessystem, dem Stoffwechselsystem und dem Atmungssystem –, von denen die ersten zwei einander entgegengesetzt wirken. Indem sich der Mensch zum Beispiel «*wahrnehmend* verhält» (S. 41), tötet er Lebenskräfte ab. Diese müssen in einer Sphäre wiederhergestellt werden, in der er «unmittelbar *lebend*» ist, sich aber nicht wahrnehmend betätigen darf. Leben und Bewusstsein – und die Wahrnehmung ist der Anfang aller Bewusstwerdung – schließen sich gegenseitig aus. Die Atmung muss die beiden Sphären so «auseinanderhalten» (S. 16), dass sie sich nicht gegenseitig «infizieren», sondern fördern.

Sinn und Wende der Entwicklung

Im ersten Vortrag steht im Mittelpunkt der Atmungsrhythmus, im zweiten das Blutgeschehen. In der Atmung lebt die Seele («die astralische Organisation», S. 79) im Rhythmus zwischen Selbst- und Nächstenliebe, was sich organisch im Gleichgewicht zwischen dem oberen und dem unteren Menschen, zwischen dem Nerven- und dem Stoffwechselsystem, äußert. Im Blut schließt sich das Ich, der Geist, von allen anderen Wesen zu einer selbstständigen Einheit ab; organisch betrachtet, darf das Blut nicht seine Gerinnungskräfte, seine formbildenden Kräfte verlieren, wenn das Ich nicht in die Welt zerfließen soll.

Zur Erlangung des Ich-Bewusstseins bzw. der Freiheit musste der Mensch in der Seele immer «egoistischer», im Geist immer «materialistischer» werden. Durch den Egoismus nimmt jeder dem anderen so viel wie möglich weg – was sich organisch in einem «Fressen» des einen Systems am entgegengesetzten System äußert. Durch den Materialismus «ruiniert» (S. 104) der Mensch das Blut, er nimmt ihm immer mehr seine geistigen Form- oder Gerinnungskräfte.

Im zweiten Vortrag wird betont: Das Entstehen des Egoismus und des Materialismus ist maßgeblich auch durch die Trennung der Geschlechter und die zunehmende Verbindung mit den Erdkräften bedingt. Die männliche Konstitution ist «irdischer», materieller, die weibliche «himmlischer», geistiger als der Durchschnitt (s. S. 47-48). Auf dem Weg zur «Erde», in die Welt der Materie und des Egoismus, wird die Kultur vom Mann geführt. Nach der Wende, auf dem Weg zurück zum «Himmel», zum Geist, soll der Mensch dem «Ewig-Weiblichen» die Führung anvertrauen.

Mit der Erlangung des Ich-Bewusstseins und der Freiheit wird eine Wende der Entwicklung eingeleitet: Der Egoismus soll in Liebe, der Materialismus in ein Leben als Geist umgewandelt werden. Alles erfolgte «Fressen» am anderen kann der Mensch in Freiheit durch die Überwindung des

Fortsetzung S. 103

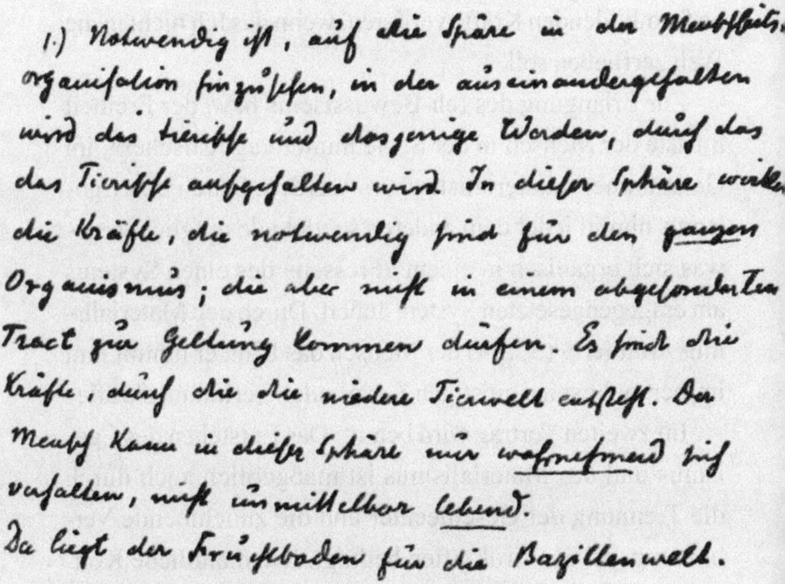

Notizbucheintragung zum 1. Vortrag (s. S. 41)

1.) Notwendig ist, auf die Sp(h)äre in der Menschheitsorganisation hinzusehen, in der auseinandergehalten wird das tierische und dasjenige Werden, durch das das Tierische aufgehalten wird. In dieser Sphäre wirken die Kräfte, die notwendig sind für den *ganzen* Organismus; die aber nicht in einem abgesonderten Tract zur Geltung kommen dürfen. Es sind die Kräfte, durch die die niedere Tierwelt entsteht. Der Mensch kann in dieser Sphäre nur *wahrnehmend* sich verhalten, nicht unmittelbar *lebend.*
Da liegt der Fruchtboden für die Bazillenwelt.

Egoismus, durch die Wiedereingliederung in den geistigen Organismus der ganzen Menschheit ausgleichen. Das ruinierte Blut wird anhand einer «Ätherisation» wiederbelebt, die nicht vom Menschen allein vollzogen werden kann.

Je mehr man sich in diese Vorträge Rudolf Steiners – sie studierend, sie meditierend – vertieft, desto mehr kann man staunen, wie gründlich er auch in all dem bewandert war, was im Bereich des Wahrnehmbaren allen Ärzten – und allen Menschen – zugänglich ist. Aber das Staunen kann sich in Ehrfurcht verwandeln, wenn man liest, was er – um nur zwei Beispiele zu nennen – aus dem Bereich der «geistigen Ursachen» (S. 19) über die ungesunde «Äthersphäre» zu sagen hat, in der Bakterien gedeihen, oder über das «Phantom des Antimons» (S. 71), das als Formgedanke des Menschen den sichtbaren Menschen auf ähnliche Weise entstehen lässt wie die Idee einer Maschine die sichtbare Maschine.

Obwohl Rudolf Steiner aus der unmittelbaren Erfahrung des Geistigen spricht, betont er immer wieder, dass der gesunde Menschenverstand alles verstehen kann, was die Geisteswissenschaft zu sagen hat. Die Anthroposophie appelliert an das Denken, zu dem jeder Mensch befähigt ist. Noch kurz vor seinem Tod sagt er in England am 22. August 1924:

> «... wenn du dich auf das Alltagsbewusstsein verlässt, dann kommst du zu einem völligen Verständnis dessen, was aus der Initiationswissenschaft heraus gesagt wird.»

Fortsetzung S. 105

Zu den «geistigen Ursachen» der Krankheit

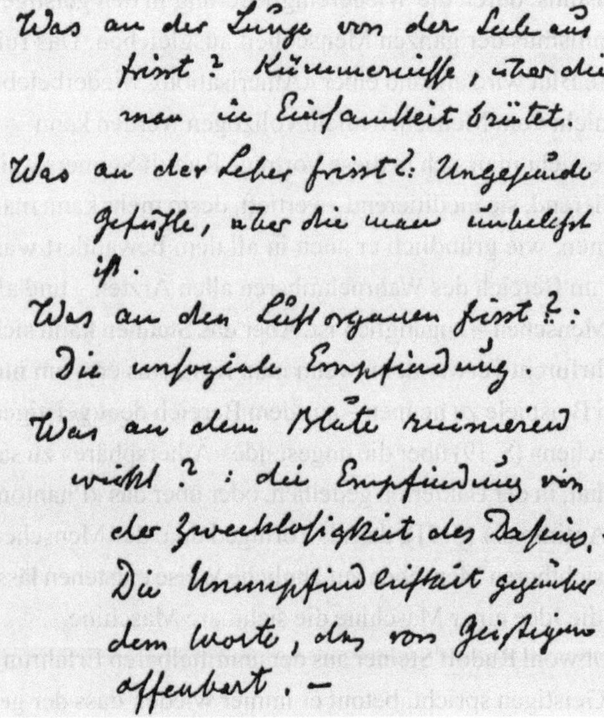

Was an der Lunge von der Seele aus
frisst? Kümmernisse, über die
man in Einsamkeit brütet.
Was an der Leber frisst? Ungesunde
Gefühle, über die man unbelehrt
ist.
Was an den Luftorganen frisst?
Die unsoziale Empfindung.
Was an dem Blute ruinierend
wirkt? Die Empfindung von
der Zwecklosigkeit des Daseins. –
Die Unempfindlichkeit gegenüber
dem Worte, das von Geistigem
offenbart. –

Wer ist schuld: die kranke Lunge oder die «Kümmernisse»?

In den Notizen auf S. 104 beschreibt Rudolf Steiner, wie das, was in der «Seele» oder im Bewusstsein des Menschen geschieht, auf Lunge und Leber, auf Luftorgane und Blut wirkt. Bezogen auf die «vier Menschen», von denen in der «Einleitung» die Rede ist, kann man auf folgende Zusammenhänge hinweisen:

1. die *Lunge* hat unmittelbar mit dem physischen Leib und seinen Organbildungen zu tun;
2. die *Leber* hat mehr mit dem «Ätherleib» (dem «zweiten Menschen», S. 76) und den Lebensprozessen, z. B. Atmung und Blutzirkulation, zu tun.
3. Die *Luftorgane* hängen vom «Astralleib» (vom «dritten Menschen») ab, besonders von seinen Erlebnissen im Sozialen durch Denken, Fühlen und Wollen;
4. auf das *Blut* wirkt unmittelbar das Ich (der «vierte Mensch»), das danach strebt, als freier, schöpferischer Geist zu leben und zu wirken.

Die Beschaffenheit von Lunge und Leber weist mehr auf die Vergangenheit des Menschen, auf sein Karma hin; das Geschehen in seinen Luftorganen und in seinem Blut hängt mehr von seiner Freiheit ab und führt in die Zukunft.

Das Karma eines Menschen ist das, was er ist, was er in seiner Freiheit bis jetzt geworden ist. Es ist die notwendige

Bedingung – nicht die Ursache! – für alles, was er noch werden kann. Der «Atmungsrhythmus» des Lebens, die Wechselwirkung zwischen Karma und Freiheit, ist «gesund», wenn diese beiden so «auseinandergehalten» (S. 16) werden, dass die Freiheit nicht erzwingen will, was das Karma nicht ermöglicht, und das Karma nicht so bedrückend wird, dass es die Freiheit lähmt.

Jeder Mensch kann von «Kümmernissen» (S. 104) bedrückt werden, von allerlei Existenzängsten, die im buchstäblichen Sinn an seiner Lunge fressen und deren Formkräfte immer weiter schwächen. Wer so mit dem eigenen Schicksal kummervoll hadert, wird auch dazu neigen, von Neid zerfressen zu werden. Er denkt, es wäre für ihn besser, wenn er das Karma des anderen hätte. Indem er unwissend über das Karma ist, ist er auch «unbelehrt» (S. 104) über die Wirkungen der Neidgefühle auf den physischen Organismus.

Wo Menschen im alten Hellsehen noch schauen konnten, wie Kümmernisse und Neidgefühle auch auf den physischen Körper wirken, haben sie von einem körperlich-seelischen «Virus» der Kümmernisse und des Neides gesprochen. So lesen wir im *Agamemnon* (V. 832-837) von Äschylos (525-456 v. Chr.):

«Wenigen Männern ist dieses angeboren:
Ohne Neid den Freund zu ehren, dem Gutes widerfährt.
Der Virus der Kümmernisse infiziert das Herz

Und verdoppelt dem die Last, der die Krankheit geerbt:
Es drückt ihn nieder, was er selbst erleidet;
Er stöhnt im Blicken auf den fremden Wohlstand.»

Neben der Polarität von Lunge und Leber gibt es die von «Luftorganen» und «Blut» (S. 104). Die Luftorgane werden durch die soziale Empfindung gesund erhalten, das Blut dadurch, dass das Ich sich als Geist erlebt, dessen Leben eine sinnvolle Aufgabe erfüllt. Umgekehrt gilt: Die «unsoziale Empfindung» frisst an den Luftorganen und die Stumpfheit gegenüber dem Geist «ruiniert» das Blut.

Wenn soziale Gesinnung und individuelle Freiheit als unversöhnliche Gegensätze erlebt werden, geht die Freiheit auf Kosten der «Brüderlichkeit», und die Solidarität wird durch die Freiheit beeinträchtigt. Und die wichtige Frage ist: Wie können Ich und Gemeinschaft sich gegenseitig dienen?

Woher kommt die Virulenz des Virus?

Die Geschichte des «Virus» ist die Geschichte des Menschen selbst. Das Wort geht auf das griechische ἰός (ios, lateinisch virus, altindisch visram) zurück und hat mehrere Bedeutungen – Pfeil, Gift, Rost usw. –, denen «der Begriff des *Aussendens* od. *von sich Gebens* zu Grunde» liegt (F. Passow, I/2, S. 1487). Der Mensch wirft einen Pfeil von sich: Ursprung dieser Handlung ist der Gedanke, ein bestimmtes Ziel zu treffen. Es liegt in der Natur des abgeschossenen

Pfeils, dass er nicht mehr zurückgenommen werden kann. Darin liegt die eiserne Notwendigkeit bzw. Treffsicherheit seines Fliegens, seine sprichwörtliche «Virulenz».

Der geworfene Pfeil setzt den werfenden Menschen als Ursache voraus. Und es fragt sich: Ist es nur der Mensch, der etwas von sich werfen kann? Wie der Mensch den Pfeil, so wirft die Sonne den Lichtstrahl. Und beide sind wiederum ein sinnliches Bild für die Art, wie das Denken Gedanken ent-wirft. Gedanken sind wie geistige Lichtpfeile, die denkende Geister entwerfen. So kann man weiter fragen: Wer hat den Menschen selbst entworfen? Wer hat ihn denkend von sich ausgestrahlt?

Die alten Menschen waren sich darin einig: Die ganze Welt geht auf den umfassendsten aller Geister zurück, der sie im Denken entworfen hat. Die alten Griechen nannten ihn «Logos», den logisch Denkenden. Sie sahen in ihm den weisheitsvollsten aller Denker, der in seiner «Logik» alle Wesen und deren höchst «logischen» Zusammenhang ausgestrahlt hat. Sie alle sind von ihm intuitiv entworfene, schöpferische Gedanken. Auf Deutsch kann man Logos mit Weltdenker übersetzen – Namen tun nichts zur Sache.

Auch das Menschen-Ich ist ein Gedankenstrahl des Logos, eine einzigartige Schöpfung der unerschöpflichen Fantasie des Weltdenkers. Und der Mensch selbst erlebt sich im Denken wie das Ebenbild seines Schöpfers: Auch sein Denken kann im Licht so blitzartig wie der Strahl wirken, in der

Wärme so glühend wie das Feuer, in der Luft so ansteckend wie der Virus, im Wasser so virulent wie giftiger Geifer, im Mineralischen so zersetzend wie Rost. Alle diese Bedeutungen stecken im «Virus», im schöpferischen Denken drinnen. So ansteckend ist es!

Die ursprüngliche Wirklichkeit von ἰός (Virus) ist also ein Geist, der immer «ein und dasselbe» (ἰός) ist, der sich immer «gleich» (ἶσος, isos) bleibt und nach «eigenen» (ἴδιος, idios) Wesenseigenschaften schöpferische Gedanken entwirft und nach ihnen die Welt oder in der Welt schafft. Das deutsche Wort «Ich» ist damit urverwandt: Das Ich ist wie eine Lichtsäule (I), die Gedanken in die Welt hinausstrahlt (ch). So beschreibt auch Goethe den Virus des Ich, die innere Entwicklungsdynamik des Menschen (*Urworte. Orphisch.* «ΔΑΙΜΩΝ, Dämon»):

> Wie an dem Tag, der dich der Welt verliehen,
> Die Sonne stand zum Gruße der Planeten,
> Bist alsobald und fort und fort gediehen
> Nach dem Gesetz, wonach du angetreten.
> So mußt du sein, dir kannst du nicht entfliehen,
> So sagten schon Sibyllen, so Propheten;
> Und keine Zeit und keine Macht zerstückelt
> Geprägte Form, die lebend sich entwickelt.

Der Mensch ist vom Weltdenker seit dem Urbeginn so gedacht und so geschaffen, dass er als Geist Schritt für Schritt immer tiefer in die Welt der Materie niedersteigt. Seine «geprägte Form» (Goethe), der Virus, das «Gesetz» seiner inneren Entwicklungskräfte, ist so gefügt, dass er auf der Erde ein Bewusstsein von seinem Ich, von seiner Freiheit erlangt. Dies ist nur in der Welt der Materie möglich, weil nur in ihr die Menschen sich als selbstständig, als voneinander getrennt erleben können.

Ergreifend schildert der zweite Vortrag, wie der Mensch, um gesund zu leben, in jedem Augenblick den richtigen «Atmungsrhythmus» zwischen der Welt des Geistes und der Welt der Materie finden muss – zwischen «Himmel» und «Erde», zwischen dem Weiblichen und dem Männlichen, zwischen den Antimon- und den Eiweißkräften. Wenn er zu «himmlisch» wird, verliert er sich als selbstständiges Ich; wenn er zu «irdisch» wird, verliert er seine Menschlichkeit.

Aber der Atmungsrhythmus des Augenblicks ist in einem gigantischen, Jahrtausende umfassenden Rhythmus eingebettet, in dem der Mensch im Einatmen immer tiefer in die Welt der Materie niedersteigt – bis er auf der Erde den Geist ganz aus dem Auge verliert –, und im Ausatmen die Rückkehr zum Geist antritt – bei Bewahrung des erlangten Ich-Bewusstseins. Denn die Natur des Menschen ist so geschaffen, dass die physische Organisation für die Erlangung des Ich-Bewusstseins notwendig ist, nicht aber für dessen Beibehaltung. In der 2. Auflage der *Philosophie der Freiheit* (Kap. IX) fasst Rudolf Steiner zusammen:

«(Durch die Leibesorganisation entsteht also das Ich-Bewusstsein. Man verwechsele das aber nicht etwa mit der Behauptung, dass das einmal entstandene Ich-Bewusstsein von der Leibesorganisation abhängig bleibe. Einmal entstanden, wird es in das Denken aufgenommen und teilt fortan dessen geistige Wesenheit.)»

Das Streben nach der Verwandlung der Kräfte seiner Seele ist dem Menschen angeboren – das Erleben der Einsamkeit des Egoismus erzeugt von selbst die Sehnsucht nach Liebe. Aber die Umwandlung der Kräfte des Körpers, der Kräfte des Blutes, kann nicht vom Menschen vollzogen werden. Der Mensch kann den irdischen Egoismus in himmlische Liebe nur verwandeln, wenn der Weltdenker selbst zum Weltarzt wird, sich die Menschennatur zu eigen macht und durch seinen Tod das «ruinierte» Blut so restauriert, dass er aus ihm alle Zerstörungskräfte des Egoismus und des Materialismus austreibt (s. «Nervenstoff und Blutstoff» S. 93-98).

Die alten Griechen hatten das Gefühl: Verglichen mit unseren ägyptischen und persischen Vorfahren, sind wir schon ganz irdisch geworden. Bei uns herrscht ganz und gar das Irdische über das Himmlische, das Männliche über das Weibliche. Wir haben die Tat des Orest gutgeheißen, der mit dem Muttermord – mit der Tötung des Weiblichen – den bösen Mord seiner Mutter an dem Vater, an dem Männlichen, gerächt hat. Wir hängen so sehr an der Erde, dass uns der Tod

Fortsetzung S. 113

Die Rache- oder Karmageister sinken ins Unbewusste

Äschylos, *Eumeniden* (V. 476-481)

αὗται δ' ἔχουσι μοῖραν οὐκ εὐπέμπελον,
καὶ μὴ τυχοῦσαι πράγματος νικηφόρου,
χωρεῖ μεταῦθις **ἰὸς** [lat. virus] ἐκ φρονημάτων
πέδοι πεσὼν ἄφερτος αἰανὴς νόσος.
τοιαῦτα μὲν τάδ' ἐστίν· ἀμφότερα, μένειν
πέμπειν τε, δυσπήματ' ἀμηχάνως ἐμοί.

Doch jene wurden schwer entfernbar einst gezeugt,
Und wenn der Richtspruch ihnen nicht Sieg zuerkennt,
So bringt der Giftschaum, den ihr Haß zu Boden trieft,
Einst unsrer Landschaft unerträglich grause Pest; –
Und doch, dich tadellosen wähl' ich meiner Stadt; –
So mag es denn geschehen; – blieben beide hier! –
(Übers. Droysen, 1832)

Doch schwer hinwegzuweisen sind die Grausen auch;
Und tragen sie nicht im Gericht den Sieg davon,
Wird einst der giftige Geifer, der aus ihrer Brust
Zur Erde träufelt, ewig grause Pest dem Land.
So steht's um uns hier: ob sie bleiben oder geh'n,
Für mich erwächst ein unvermeidlich großes Leid.
(Übers. Donner, 1854)

Pallas Athene, die von Zeus (vom Männlichen) Gezeugte, sagt über die Rachegöttinnen voraus:

«Sie selbst (die Rachegöttinnen) haben ein Karma, das nicht gut abzuwenden ist. Wenn der Richtspruch für sie nicht siegbringend ausfällt, wird in Zukunft ihrem Denken ein Virus entströmen, der wie eine unerträgliche, ewige Seuche die Erde befällt. So sind sie und so handeln sie immerdar: Ob sie bleiben, ob wir sie fortjagen (verdrängen) – kann ich mich nicht gegen das schwere Leid wehren, das sie bringen.»

zur unerträglichen «Tragödie» geworden ist, und das Leben nach dem Tod zum leeren Schattendasein. Aber die Rachegöttinnen, die Kräfte des Karmas, die nach einem Ausgleich jeder Einseitigkeit streben, wühlen in uns virulenter denn je, seitdem wir sie ins Unbewusste verdrängt haben. Der Virus der Menschennatur, die kummervolle Sehnsucht nach der Welt des Geistes und des Weiblichen, frisst immer schmerzhafter an unseren Luftorganen und ruiniert unser Blut.

Wörtlich ist in Äschylos' *Eumeniden* zu lesen (s. S. 112): Die Göttinnen, die in den Kräften des Menschenkarmas wirken und die Entbehrung des Geistes unerträglich machen, verlangen den vollen Ausgleich für den männlichen Materialismus. Sie lassen aus «ihrem Denkwillen einen Virus entströmen», der eine solche Virulenz hat, dass er das ganze Land, den Körper von Erde und Mensch, mit einer «unerträglich grausigen Pest» befällt. Die alten Griechen haben gewusst: Die Kümmernisse, die der Seelenvirus des Materialismus Leben nach Leben erzeugt, wirken im Körper des Menschen mit der Virulenz einer Seuche oder einer Pandemie. Von Generation zu Generation fressen sie immer mehr an seinen Luftorganen und ruinieren sein Blut.

Das Weibliche an der Entwicklungswende

Dem zweiten Vortrag und den Ausführungen über Nerven- und Blutstoff kann man entnehmen: Am tiefsten Punkt des Abstiegs in die Welt der Materie steht die Frau, deren Blut so weit «ruiniert» ist, dass es keine Gerinnungs- oder Formkräfte mehr in sich enthält, obwohl die erbliche Verschlechterung des Blutes vom Mann verursacht wird. Wenn alle Frauen so wären, könnte sich das Menschengeschlecht nicht weiter fortpflanzen. Die Entwicklung des Menschen müsste eingestellt werden.

Eine solche Frau ist die blutflüssige Frau, von der die Evangelien berichten (s. S. 115). Sie hat nicht nur das Elend des männlich-materialistischen Zeitalters erlebt, verbunden mit dem Schmerz der Entbehrung des Geistes, sondern auch die tiefe Scham wegen der Verachtung vonseiten der Männer. Sie gilt als unrein, sie gehört zu den Unberührbaren. Wer sie berührt, verunreinigt sich – und muss sich reinigen. Sie weiß aus eigener Erfahrung, dass für eine gesunde Frau das Leben auf der «Erde» ohne «Himmel» die Hölle ist.

Zwölf Jahre hat sie an Blutfluss gelitten – eine einzigartige Schande im Judentum, in dem die Reinhaltung des Blutes Abrahams das Heiligste war. Für die Ärzte der Erde hat sie ihr ganzes Vermögen ausgegeben und ihre Krankheit ist immer nur schlimmer geworden. Sie hört vom Arzt aus Galiläa, der ganz anders ist, der das kann, was alle anderen nicht können. Und in ihr reift die feste Überzeugung, das unerschütterliche Vertrauen: Wenn ich auch nur den Saum seines Gewandes berühre, werde ich geheilt. Das tut sie mitten in der Menge, die ihn umdrängt, und schlagartig spürt sie die Heilung im ganzen Körper (Markus 5, 28-30 – s. S. 115):

Fortsetzung S. 116

Die Wende der Evolution des Blutes

Matthäus 9, 19-22	**Markus 5, 24-34**	Lukas 8, 42b-48
Und Jesus stand auf und folgte ihm mit seinen Jüngern.	**Und er ging hin mit ihm. Und es folgte ihm eine große Menge, und sie umdrängten ihn.**	Und als er hinging, umdrängte ihn das Volk.
Und siehe, eine Frau, die seit zwölf Jahren den Blutfluss hatte,	**Und da war eine Frau, die hatte den Blutfluss seit zwölf Jahren und hatte viel erlitten von vielen Ärzten und all ihr Gut dafür aufgewandt; und es hatte ihr nichts geholfen, sondern es war noch schlimmer mit ihr geworden.**	Und eine Frau hatte den Blutfluss seit zwölf Jahren; die hatte alles, was sie zum Leben hatte, für die Ärzte aufgewandt und konnte von keinem geheilt werden.
trat von hinten an ihn heran und berührte den Saum seines Gewandes. Denn sie sprach bei sich selbst: Könnte ich nur sein Gewand berühren, so würde ich gesund.	**Als die von Jesus hörte, kam sie in der Menge von hinten heran und berührte sein Gewand. Denn sie sagte sich: Wenn ich nur seine Kleider berühren könnte, so würde ich gesund.**	Die trat von hinten an ihn heran und berührte den Saum seines Gewandes;
	Und sogleich versiegte die Quelle ihres Blutes, und sie spürte es am Leib, dass sie von ihrer Plage geheilt war.	und sogleich hörte ihr Blutfluss auf.
	Und Jesus spürte sogleich an sich selbst, dass eine Kraft von ihm ausgegangen war, und wandte sich um in der Menge und sprach: Wer hat meine Kleider berührt?	Und Jesus fragte: Wer hat mich berührt?
	Und seine Jünger sprachen zu ihm: Du siehst, dass dich die Menge umdrängt, und fragst: Wer hat mich berührt?	Als es aber alle abstritten, sprach Petrus: Meister, das Volk drängt und drückt dich. Jesus aber sprach: Es hat mich jemand berührt; denn ich habe gespürt, dass eine Kraft von mir ausgegangen ist.
Da wandte sich Jesus um und sah sie	**Und er sah sich um nach der, die das getan hatte. Die Frau aber fürchtete sich und zitterte, denn sie wusste, was an ihr geschehen war; sie kam und fiel vor ihm nieder und sagte ihm die ganze Wahrheit.**	Als aber die Frau sah, dass es nicht verborgen blieb, kam sie mit Zittern und fiel vor ihm nieder und verkündete vor allem Volk, warum sie ihn angerührt hatte und wie sie sogleich gesund geworden war.
und sprach: Sei getrost, [meine] Tochter, dein Glaube hat dir geholfen. Und die Frau wurde gesund zu derselben Stunde.	**Er aber sprach zu ihr: [Meine] Tochter, dein Glaube hat dich gesund gemacht; geh hin in Frieden und sei gesund von deiner Plage.**	Er aber sprach zu ihr: [Meine] Tochter, dein Glaube hat dir geholfen. Geh hin in Frieden.

«Denn sie sagte sich: Wenn ich nur seine Kleider berühren könnte, so würde ich gesund. Und sogleich versiegte die Quelle ihres Blutes, und sie spürte es am Leib, dass sie von ihrer Plage geheilt war. Und Jesus spürte sogleich an sich selbst, dass eine Kraft von ihm ausgegangen war, und wandte sich um in der Menge und sprach: Wer hat meine Kleider berührt?»

Der Weltdenker, der menschgewordene Weltarzt fragt: Wer hat mich berührt? Die Frau tritt zitternd hervor und sagt «die ganze Wahrheit» (S. 115). Sie legt Zeugnis von der erschütternden Wahrheit ab, dass zu der Zeit, als der Weltheiland in einem Menschenkörper auf der Erde wandelt, der männliche Materialismus (s. 2. Vortrag) das Menschenblut so weit «ruiniert» hat, dass sogar eine Frau aus dem Blutstrom Abrahams ohne Gerinnungskräfte im Blut leben muss.

Im Menschen Jesus wirken wie in einem Brennpunkt alle Kräfte des Weltdenkers (s. S. 97). In der blutflüssigen Frau zeigt sich, wie notwendig seine Menschwerdung als Weltarzt zur Restaurierung der Gerinnungskräfte des Blutes, zur Wiederherstellung des «Phantoms des Antimons» (S. 71) geworden ist. Aber nicht er, sondern sie ergreift die Initiative. Rudolf Steiner bemerkt dazu:

«Er spürt, dass von ihm eine Kraft weggegangen ist. … Die Frau naht sich dem Christus Jesus, sie ergreift sein

> Gewand. Er tut zunächst gar nichts. Sie tut nur etwas. Von ihm geht ein Strom von Kraft weg. Wodurch? Nicht dadurch, dass er ihn weggeschickt hat, sondern dadurch, dass sie ihn wegzieht. Und als er es merkt, wie stellt er die Tatsache dar? ‹Tochter, dein Glaube hat dich gesund gemacht. Gehe hin in Frieden und sei gesundet von deiner Plage› ».[1]

Die blutflüssige Frau, die im Evangelium ohne Namen, nur als Frau, dasteht, die von der Wandlung des Blutes – des physischen Organs des Ich-Bewusstseins – nicht nur Zeugnis ablegt, sondern das lebendige Zeugnis ist, dieselbe Frau erscheint beim Prozess vor Pilatus wieder, wo Zeugen für und wider den Weltarzt gehört werden sollen (*Nikodemusevangelium/Pilatusakten,* VII):

> «Und ein Weib mit Namen Bernike (lat. Übers.: Veronika) schrie von weitem und sagte: Ich litt an Blutfluß und berührte den Saum seines Gewandes, und der Blutfluß, der zwölf Jahre angedauert hatte, hörte auf (Mk 5,25ff.). Da sagten die Juden: Wir haben ein Gesetz, ein Weib nicht zum Zeugen zuzulassen.»[2]

Das ist wahrlich der tiefste Punkt in der Entwicklung der Menschheit: Die Frau – in ihrer gesunden Organisation das

1 Rudolf Steiner im 3. Vortrag (17.9.1912) über das Markus-Evangelium (lt. Stenogramm).

2 Wilhelm Schneemelcher, *Neutestamentliche Apokryphen,* 5. Auflage, I Evangelien, S. 405.

Zeugnis des schöpferischen göttlichen Geistes, in ihrem geheilten Blut das Zeugnis der heilenden göttlichen Liebe –, die Frau darf kein Zeugnis ablegen. Auf sie wird gar nicht gehört.

Die zwölf Apostelmänner waren da bei der Heilung der blutflüssigen Frau. Und wovon zeugen sie? Als männliche Augenzeugen können sie nur davon Zeugnis ablegen, dass sie gar nichts von dem gemerkt haben, was zwischen der Frau und dem Weltheiland geschehen ist. Als dieser fragt: Wer hat mich berührt?, antwortet Petrus verblüfft: Das Volk drängt und drückt dich von allen Seiten, und du fragst, wer hat mich berührt![3]

---

3 Die Heilung der blutflüssigen Frau geschieht, als der Weltarzt unterwegs zur Erweckung der zwölfjährigen Tochter des Jairus ist. Seit der Geburt des Mädchens leidet die Frau an Blutfluss. Indem der Weltheiler mit den Kräften seiner Liebe das Menschenblut von den Kräften des Egoismus und des Materialismus reinigt, beginnt eine Neubelebung, eine «Ätherisation» des Blutes – das kann hier nur angedeutet werden. Dadurch wird nach und nach eine Verkörperung des Menschen möglich, die nicht bis zum physischen Leib heruntersteigt, sondern immer mehr im Ätherleib stattfindet.

Das wird in den nächsten Jahrhunderten und Jahrtausenden die Grundwahl der menschlichen Freiheit sein: sich im ruinierten Blut immer mehr gehen zu lassen, sich als Mensch darin zu verlieren, oder durch Liebe zu allen Menschen das Blut zu veredeln, bis es ganz geistig wird. Novalis schreibt über das Mysterium von Leib und Blut (*Hymne*):

Wer hat des irdischen Leibes
Hohen Sinn errathen?
Wer kann sagen,
Daß er das Blut versteht?
Einst ist alles Leib,
Ein *Leib,*

In himmlischem Blute
Schwimmt das selige Paar. –
O! daß das Weltmeer
Schon erröthete,
Und in duftiges Fleisch
Aufquölle der Fels!

Was ist das «himmlische Blut», wenn nicht das belebte, ätherisierte Blut, das aus reinen Kräften der Liebe besteht? Und was ist der «*eine* Leib», wenn nicht die eine Menschheit als geistiger Leib des Weltdenkers?

Vom materialistisch gesinnten Menschen wird es heute wie ein Märchen für kleine Kinder mit einem Lächeln abgetan, wenn erzählt wird: «Vor 2000 Jahren gab es eine Frau, die zwölf Jahre an Blutfluss litt, deren Blutskräfte zuletzt ganz und gar ruiniert waren. Das unsägliche Leiden hatte in ihr einen ‹Glauben›, eine Überzeugung reifen lassen, die die Stärke einer Naturkraft hatte. Sie sagte sich: ‹Jetzt kommt die Zeit, wo der Mensch nur das erlangen kann, was er aus eigener Initiative ergreift, was er sich frei erringt. Der Arzt aus Nazareth wirkt wie der Brennpunkt von solchen Schöpfungskräften, die nur jenen Menschen berühren können, der aus freiem Entschluss mit ihm in Berührung kommt.› (s. S. 93f.) Der Menschenkörper war damals noch so schmiegsam, noch so bildsam, dass die Frau durch die Berührung des Kleides des Nazareners schlagartig geheilt wurde.»

Der Materialismus, der die Rede vom Geist belächelt, ist das Endergebnis einer langen Entwicklung, die den Niedergang der Blutskräfte bewirkt hat. Die Entfremdung vom Geist hat über die Jahrtausende den Körper im Umgang mit Bakterien und Viren immer schwächer gemacht. Dies bedeutet: Die Wiedererkraftung des Blutes kann nur durch die Überwindung des Materialismus geschehen, durch die Wiedergewinnung der Wirklichkeit des Geistes.

Der zweite Vortrag gibt den Grund an, warum eine Frau und nicht ein Mann einen solchen «Glauben» gewinnen konnte, der wie eine Naturkraft wirkt. In den Evangelien führt der Weltdenker zweimal in Abwesenheit der zwölf Apostelmänner mit einer Frau ein Gespräch: vor der Wende, als «Menschensohn», mit einer samaritischen, das heißt ausländischen Frau; nach der Wende, als «Auferstandener», mit Maria Magdalena, die als Sünderin bekannt war. Mit der Samariterin geht es um den Weg nach unten, in das Irdische, zur Erlangung des Ich-Bewusstseins; mit der Magdalena geht es um den Weg zurück nach oben, um das Leben im Geist, das mit der Erkraftung des Denkens beginnt.

Im Johannes-Evangelium (Kap. 4) wird erzählt: Während die zwölf Apostel den Einkauf für die irdische Nahrung besorgen, unterhält sich der Weltdenker mit einer Samariterin über die himmlische Nahrung:

> «Denn seine Jünger waren in die Stadt gegangen, um Essen zu kaufen. ... Unterdessen kamen seine Jünger [zurück], und sie wunderten sich, dass er mit einer Frau redete; doch sagte niemand: Was fragst du?, oder: Was redest du mit ihr?»

Die Samariterin kommt zum Brunnen, um Wasser zu schöpfen. Der Weltdenker lenkt den Blick ihrer Seele auf das geistige Wasser, auf die göttliche Weisheit. Er weiß, dass der von ihm entworfene, gesunde Menschenverstand es nur logisch findet, dass das menschliche Denken, wenn es sich immer weiter entwickelt, es immer weniger nötig hat, von den Gedanken zu schöpfen, die andere gedacht haben. So sagt er zu ihr:

«Wenn du erkenntest die Gabe Gottes und wer der ist, der zu dir sagt: Gib mir zu trinken!, du bätest ihn und er gäbe dir lebendiges Wasser. … Wer … von dem Wasser trinken wird, das ich ihm gebe, den wird in Ewigkeit nicht dürsten, sondern das Wasser, das ich ihm geben werde, das wird in ihm eine Quelle des Wassers werden, das in das ewige Leben quillt.»

Die Frau sagt zu ihm, dass sie gerne von einem solchen Wasser trinken möchte! Und sie muss recht erstaunt gewesen sein, als der fremde Mann aus heiterem Himmel ihr sagt: Rufe deinen Mann!

Fünf Männer hat sie gehabt – ein Bild der Fünf Bücher Mosis, die Juden und Samariter gemeinsam haben, des Brunnens der Überlieferung, aus dem ihre Seele jeden Tag geschöpft hat. Sie denkt an die Stelle, wo Moses den Namen dessen erfahren will, der zu ihm im brennenden Dornbusch spricht, und die Antwort erhält: «Mein Name ist Ichbin (Jahve); ich bin der Ich-bin. Du sollst zu den Israeliten sagen: Der Geist des Ich hat mich zu euch gesandt.»

Die Samariterin erwidert: Ich habe keinen Mann! Und der Weltdenker sagt zu ihr: Das ist wahr – du hast fünf Männer gehabt, und der, den du jetzt hast, ist nicht dein Mann. Sie staunt, dass er von ihr alles weiß. Sie sieht in ihm einen Propheten, und stellt ihm die Frage des Zugangs zum Geist: Wie vereinigt sich die Seele mit dem Geist? Ist der Zugang zum göttlichen Geist von einem Ort abhängig? Soll man in Samaria oder in Jerusalem beten? Und der Weltdenker antwortet:

> «Es kommt die Zeit und ist schon jetzt, in der die wahren Anbeter den Vater anbeten werden im Geist und in der Wahrheit; denn auch der Vater will solche Anbeter haben. Gott ist Geist, und die ihn anbeten, die müssen ihn im Geist und in der Wahrheit anbeten.»

Der gesunde Menschenverstand der Samariterin ist schon so weit, dass sie vom Denken zum Denkenden übergeht und die Frage nach dem Weltdenker – nach dem Sonnengeist, hebräisch «Messias» – stellt. Dem fremden Mann sagt sie: Wenn der Messias kommt, wird er uns alles erklären. Und der Weltdenker zu ihr: Indem du an den Messias denkst, spricht er selbst in dir. Der große Denker spricht nicht zum Menschen von außen, sondern er spricht im Inneren des Menschen:

> «... ἐγώ εἰμι, ὁ λαλῶν σοι (ego eimi, ho lalon soi; wörtlich: ‹ich bin, der lallend dir›): Ich bin der Ich-bin. ‹Ich bin› ist der Geist des Ich, der in dir lallend anfängt, die Sprache des Ich zu sprechen.»

Der Messias, der Weltdenker, kommt im Menschen immer, wenn der Mensch denkt. Er ist der «sechste Mann», mit dem die Seele innerlich eins wird. Die fünf Sinne, die nur die Wahrnehmung geben, sind nicht der richtige Mann der Seele. Nur im Denken kann sie mit ihrem Mann – mit dem Weltdenker – eins werden. Dieser sagt vom Messias: Indem der Mensch denkend ihn versteht, spricht er selbst in ihm.

In seinem Kommentar zum Johannes-Evangelium weist Thomas von Aquino an dieser Stelle darauf hin, dass es nicht damit getan ist, die Gaben des Heiligen Geistes nur zu empfangen, weil diese wie totes Wasser sind. Der Mensch ist dazu berufen, den Heiligen Geist selbst zu erleben, der wie lebendiges Wasser aus ihm sprudelt:

> «… die Gnade des Heiligen Geistes wird lebendiges Wasser genannt, weil damit der Quell selbst der Gnade, das heißt der Heilige Geist, dem Menschen gegeben wird (ipse fons gratiae datur, scilicet Spiritus sanctus). Daraus folgt, dass, wenn jemand die Gabe des Heiligen Geistes hat, aber nicht den Geist (donum Spiritus sancti habeat, et non spiritum), sein Wasser nicht seinem Urquell entströmt, und es ist tot und nicht lebendig.»

Eigenartig. Petrus' männliche Nachfolger, die nur der Kirche den Zugang zum Heiligen Geist zugestehen, haben den Thomas zum Heiligen, ja sogar zu ihrem offiziellen Philosophen erklärt, der schreibt: Nicht der Mensch ist ein wahrer Christ, der die Gaben des Heiligen Geistes – von der seelsorgenden Kirche mütterlich zubereitet, vom geweihten Priester amtlich gespendet – gläubig nur empfängt, sondern jener Mensch ist ein wahrer Christ, von dem der Heilige Geist selbst, das tätige Denken, lebendig-schöpferisch strömt!

Fortsetzung S. 125

Denkatmung zwischen Wahrnehmung und Begriff

GOSPEL ACCORDING TO MARY 10,12-15,17

12 ϫⲟⲟⲥ ⲛⲁϥ ϫⲉ ⲡϫ̅ⲥ̅ ⲁⲓ̈ⲛⲁⲩ ⲉⲣⲟⲕ ⲙ̅
ⲡⲟⲟⲩ ϩⲛ ⲟⲩϩⲟⲣⲟⲙⲁ ⲁϥⲟⲩⲱϣⲃ ⲡⲉ
14 ϫⲁϥ ⲛⲁⲓ̈ ϫⲉ ⲛⲁⲓ̈ⲁⲧⲉ ϫⲉ ⲛ̅ⲧⲉⲕⲓⲙ ⲁⲛ
ⲉⲣⲉⲛⲁⲩ ⲉⲣⲟⲉⲓ ⲡⲙⲁ ⲅⲁⲣ ⲉⲧⲉⲣⲉⲡ**ⲛⲟⲩⲥ**
16 ⲙ̅ⲙⲁⲩ ⲉϥⲙⲙⲁⲩ ⲛϭⲓ ⲡⲉϩⲟ ⲡⲉϫⲁⲓ̈
ⲛⲁϥ ϫⲉ ⲡϫ̅ⲥ̅ ⲧ̣ⲉ̣ⲛ̣ⲟⲩ ⲡ̣ⲉⲧⲛⲁⲩ ⲉⲫⲟ
18 ⲣⲟⲙⲁ ⲉϥⲛⲁⲩ ⲉⲣⲟϥ <ϩⲛ̅> ⲧⲉⲯⲩⲭⲏ <ⲏ>
ⲡⲉⲡⲛ̅ⲁ̅ ⲁϥⲟⲩⲱϣⲃ̅ ⲛ̅ϭⲓ ⲡⲥ̅ⲱ̅ⲣ̅ ⲡⲉ
20 ϫⲁϥ ϫⲉ ⲉϥⲛⲁⲩ ⲁⲛ ϩⲛ̅ ⲧⲉ**ⲯⲩⲭⲏ** ⲟⲩ
ⲇⲉ ϩⲙ ⲡⲉ**ⲡ̅ⲛ̅ⲁ̅** ⲁⲗⲗⲁ **ⲡⲛⲟⲩⲥ** ⲉⲧϣ[ⲟⲡ]
22 ϩⲛ ⲧⲉⲩⲙⲏⲧⲉ ⲙⲡⲉⲩⲥ̣ⲛⲁⲩ ⲛ̣̅ⲧⲟ̣[ϥ ⲡⲉⲧ]
ⲛⲁⲩ ⲉⲫⲟⲣⲟⲙⲁ ⲁⲩ[ⲱ] ⲛ̅ⲧⲟϥ ⲡ̣[ⲉⲧ

12 said to him: 'Lord, I saw you
today in a vision (ὅραμα).' He answered and
14 said to me: 'Blessed are you, that you did not waver
at the sight of me. For (γάρ) where the mind (νοῦς)
16 is, there is the treasure.' I said
to him: 'Lord, now does he who sees the
18 vision (ὅραμα) see it <through> the soul (ψυχή) <or (ἤ)> through
the spirit (πνεῦμα)?' The Savior (σωτήρ) answered and
20 said: 'He does not see through the soul (ψυχή)
nor (οὐδέ) through the spirit (πνεῦμα), but (ἀλλά) the mind (νοῦς) which [is]
22 between the two—that is [what]
sees the vision (ὅραμα) and it is [

The Coptic Gnostic Library
Volume 3, S. 462-463

Sie [Maria] sagte zu ihm: «Herr, heute habe ich dich in einer Vision (ὅραμα) gesehen.»

Er antwortete und sagte zu mir: «Gesegnet bist du, die du nicht entsetzt bist durch die Vision von mir. Denn (γάρ) wo das Denken (νοῦς) ist, da ist der Schatz.»

Ich sagte zu ihm: «Herr, derjenige, der die Vision (ὅραμα) sieht, sieht er sie durch die Seele (ψυχή) oder (ἤ) durch den Geist (πνεῦμα)?»

Der Heiland (σωτήρ) antwortete und sagte: «Er sieht sie weder durch die Seele (ψυχή) noch (οὐδέ) durch den Geist (πνεῦμα), sondern (ἀλλά) das Denken (νοῦς), das zwischen den beiden ist, ist es, das die Vision (ὅραμα) sieht, und es ist …

Im apokryphen *Evangelium nach Maria,* in koptischer Sprache geschrieben und mit griechischen Wörtern gespickt (s. S. 124), wird von einem Gespräch berichtet, das Maria Magdalena mit dem auferstandenen «Christus» führt – mit dem Logosgeist, der hier Weltdenker genannt wird.

Dieser macht Maria darauf aufmerksam, dass sie bei seinem Erscheinen nicht wie andere von Sinnen ist, nicht außer sich gerät, sondern bewusst und besonnen ihn wahrnehmen kann. Gesegnet bist du, so sagt er zu ihr, «denn wo das Denken (νοῦς, nous) ist, dort ist der Schatz». Worauf Maria ihm die erstaunliche Frage stellt: Womit ist es, dass der Mensch dich sieht – mit der «Seele» (gr. psyche) oder mit dem «Geist» (gr. pneuma)? Und der Weltdenker antwortet: Der Mensch sieht die Vision «weder durch die Seele noch durch den Geist, sondern es ist das Denken (gr. nous), das zwischen den beiden webt, das die Vision sieht».

Die Magdalena ist geistig so weit entwickelt, dass sie «Seele» und «Geist» unterscheiden bzw. «auseinanderhalten» (S. 16) kann. Sie merkt nur nicht, dass sie selbst diejenige ist, die mit der Tätigkeit des Denkens Seele und Geist aufeinander bezieht und miteinander vergleicht. Nicht die Seele und nicht der Geist kann die Frage der Beziehung zwischen beiden stellen, sondern allein das Denken.

So bekommt Maria vom Weltdenker die erste Unterweisung über die Kunst des Denkens: Die Seele gibt die Vision als Wahrnehmung, der Geist gibt sie als Begriff – und das

Denken urteilt: Die Wahrnehmung allein ist keine volle Wirklichkeit, und der Begriff allein auch nicht (man meint fast, die *Philosophie der Freiheit* von Rudolf Steiner zu lesen). Nur die Denkatmung zwischen beiden gibt die volle Wirklichkeit: das Ein- und Ausatmen im Denken, das Wahrnehmung und Begriff miteinander verbindet.

Es ist höchst erstaunlich: Ein Gespräch zwischen dem Weltdenker, der als «Auferstandener» den menschlichen Tod gerade erfahren hat, und Maria von Magdala – anhand von griechischen Begriffen, in deren Mittelpunkt der νοῦς (nous) des Aristoteles steht! Nous ist das Denken. Was Aristoteles den tätigen Verstand, das «poetische Denken» (νοῦς ποιητικός, nous poietikos) nennt, erreicht seine höchste Stufe im Weltdenker selbst. Wie später für Thomas von Aquino sind für Aristoteles Religion und Philosophie – der Logosgeist und das Denken – im Weltdenker ein und dasselbe.

Im Gespräch mit der Magdalena vergleicht der Weltdenker das Denken mit einem «Schatz» (S. 124). Es ist der Schatz der ganzen Schöpfung, aus dem das Menschendenken äonenlang schöpfen kann. So hatte er sein Gleichnis gemeint, in dem ein Mensch im Acker, auf der Erde, einen Schatz findet und alles verkauft, um ihn zu erwerben.

Im *Evangelium nach Maria* wird auch berichtet, dass Petrus ungehalten wird, als er hört, dass der Erlöser einer Frau Dinge gesagt hat, von denen die zwölf Apostelmänner – und er als deren Anführer – nicht erfahren dürfen. Er fragt:

«‹Hätte er … mit einer Frau gesprochen, heimlich, ohne dass wir es wussten, nicht öffentlich …? Hätte er sie uns vorgezogen?›»[4]

Kein Geringerer als das Johannes-Evangelium (20, 11-18) bestätigt, dass der Auferstandene mit Maria Magdalena ins Gespräch kommt und ihr eine Botschaft für die Zwölf anvertraut. Er sagt zu ihr: «Rühre mich nicht an, denn ich bin noch nicht hinaufgestiegen zu meinem Vater. Geh zu meinen Brüdern und sag ihnen, dass ich zu meinem und ihrem Vater gehe». Petrus fragt sich, warum der Weltdenker, statt direkt zu den Zwölf zu sprechen, es mittels einer Frau tut, deren Zeugnis im Judentum als nichtig gilt. Damit bezeugt er nur, dass er als Mann nicht verstehen kann, dass der Auferstandene immer zu allen Menschen spricht, und er noch zu denen gehört, die seine Stimme nicht hören können.

Die Gnosis hat damals, so führt Rudolf Steiner in Leipzig am 28. Dez. 1913 aus, «religios-philosophische Genies» hervorgebracht. Die Magdalena erweist sich im Gespräch mit dem Weltdenker als ein solches Genie. Sie versteht seine Aufforderung, wenn er dem Menschen sagt: «Rühre mich nicht an». Für die blutflüssige Frau hing die Heilung ganz davon ab, dass sie ihn anrührt (s. S. 115): Die Wende der Entwicklung, die Entscheidung, zum Geist zurückzukehren,

4 *Das Evangelium nach Maria und Das Evangelium des Judas,* Übersetzt und eingeleitet von Johanna Brankaer, S. 28.

geschieht in einem Augenblick. Aber das «Gehen zum Vater», der Weg zurück zum Geist, ist so lang wie der Weg in die Welt der Materie. Er umfasst unendliche Schritte, die jeder Mensch in seiner Freiheit zu vollziehen hat.

Der zweite Vortrag löst auch dieses Petrus-Rätsel. Er weist darauf hin, dass die Frau besser als der Mann das Geistige verstehen kann. Ihre physische Konstitution ist mehr von den Kräften des Himmels als von denen der Erde durchdrungen (s. S. 48). Der männliche Anführer der Zwölf hat vom Weltdenker selbst seinen Namen und seinen Auftrag bekommen: «Petrus» heißt Stein, Erdfels. Die männliche Individualität hat die Aufgabe, zur Erlangung des Ich-Bewusstseins und der Freiheit die Menschheit bis zum tiefsten Punkt der Verhärtung in die Welt der Materie zu führen.

Die Diktatur des Materialismus und die Würde des Menschen

Der Virus, der mit der stärksten «Virulenz» im Menschen wirkt, ist das Streben nach Freiheit, nach Selbstständigkeit. Das ist die Kraft, die seine Gesamtentwicklung beseelt. In der Logik seiner Liebe zum Menschen richtet der Weltdenker die notwendigen Gegenkräfte zur Freiheit immer nach dem, was diese vermag. Kann die Freiheit des Kindes nur wenig, so darf die Gegenkraft nur sanft auftreten; vermag die Freiheit des Erwachsenen immer mehr, so muss auch der Widerstand der Gegenkräfte immer stärker sein.

Niemals hat die Freiheit eine stärkere Gegenkraft erlebt als in unserer Corona-Zeit. In keiner Diktatur, zu keiner Kriegszeit ist die Freiheit im Alltag so eingeschränkt worden. Ein unsichtbarer Feind scheint das stolze Gefüge der modernen Zivilisation wie ein Kartenhaus in sich zusammenfallen zu lassen. Die alte Teilung der Zeit – vor und nach Christus – weicht der Teilung vor und nach Corona.

In normalen Zeiten waren nur Attentäter und Terroristen vermummt, in Corona-Zeiten herrscht für alle Bürger Maskenpflicht. Mit offenem Visier war jedes Menschengesicht schön, mit Maske sehen alle Bürger gleich hässlich aus. Wie der Mensch mit seiner Nase und seinem Mund umgeht, hat alle Jahrtausende vor Corona er selbst entschieden; nach Corona entscheidet für ihn der Staat. Die menschliche Begegnung, die schon immer ganz natürlich sein durfte, soll auf einmal strikt widernatürlich vonstatten gehen: statt des Händedrucks, Ellbogenstoß; statt des freundlichen Lächelns, Nasenstübermaulkorb; statt des menschlichen Gesprächs, Mund tot und Augen zu. Sämtliche Würdenträger lassen, als skurrile Maskenträger, die ärgsten Zweifel an der Würde des Menschen aufkommen, die das Gesetz als unantastbar erklärt.

In Goethes *Märchen* wird die Schlange gefragt: «Was ist erquicklicher als Licht?» Und sie antwortet: «Das Gespräch.» Im Gespräch (griechisch: dialogos) webt das Denken (gr. logos) auf den Flügeln des Wortes (gr. ebenfalls logos) hin und her zwischen (gr. dia-) Mensch und Mensch. So beteuert die Schlange: Erquicklicher als das Licht, das nur die Wahrnehmung gibt, ist das Gespräch zwischen Denker und Denker. Das Tier kennt das Licht, aber nicht das Gespräch, nicht das Denken. Und der Teufel weiß: Wird dem Menschen ein Maulkorb angelegt, so verschlägt es ihm die Sprache, und er wird unerquicklicher als das Tier. Und das Kind kann beim Anlegen einer Maske nicht anders, als die Seele ablegen.

So legt sich der unsinnliche Virus frontal mit dem Übersinnlichen der Religion an. In Zeiten der Pest waren die Kirchen immer voll; er schafft es, sie zu leeren. Er lässt eine neue Moral entstehen, in der nicht Gott, sondern der Virus die Menschen in Gute und Böse teilt. Die Virusgläubigen sind die Guten, die Virusskeptiker die Bösen. Die Impffreunde handeln sozial, die Impfgegner unsozial. Doch so leicht es dem Scharfsinn der alten Theologen fiel, die Existenz Gottes zu beweisen, so schwer fällt es der Scharfsicht der neuen Virologen, die Existenz des Virus unter Beweis zu stellen.

Aber Vorsicht mit der Redefreiheit, denn der Virus hat auch der Meinungsvielfalt der Medien den Krieg erklärt. Zeitungen, die immer recht kritisch mit Wissenschaft und Politik umgegangen sind, sind sich auf einmal einig im Erteilen ihres Segens der Ehe von Politik und Wissenschaft. Sie finden alles richtig, was die berufenen Virologen befinden, sie sehen alles wichtig an, was die gewählten Politiker verfügen. Wer anderer Meinung über Virus oder Impfung ist, der ist eine Gefahr für die Allgemeinheit. Schlimme

Wirkungen, etwa Todesfälle, die in Zeiten der Massenimpfung auftreten, werden einmütig nicht der Impfung, sondern alle dem Virus zugeschrieben. Andersdenkende müssen, als «Querdenker» und «Verschwörungstheoretiker» eingestuft, im kulturellen Hinter- und Untergrund ihr Dasein fristen.

Und wie ist es mit dem alten Streit zwischen Glauben und Wissen? Was den Weltdenker seit Menschengedenken glaubwürdig – des Glaubens würdig – macht, ist die langfristige Wirkung seines Schaffens, die wir «Welt» oder «Natur» nennen. Damit verglichen ist der neuerliche Glaube an die Impfung höchst fragwürdig. Erstens ist die langfristige Wirkung der Impfung noch gar nicht da; man kann eine gute Wirkung höchstens erhoffen, nicht aber glauben. Zweitens kann man nur durch Wahrnehmung auch im Bereich des Unwägbaren (des «Ätherischen») objektiv-wissenschaftlich feststellen, was die Impfung alles bewirkt. Aber die Wissenschaft hat befunden, dass es das Ätherische nicht gibt. So glaubt sie fest daran, dass der Virus und nicht die schwach gewordene Seele die Lunge kaputt macht, und dass die Impfung und nicht der sich stärkende Geist sie wieder repariert. Ihr Glaube an Virus und Impfung ist hundertprozentig, nur weil ihr Wissen von Seele und Geist gleich null ist.

Nichtsdestotrotz genießt die Wissenschaft ein schwindelerregendes Ansehen. Von ausgewählten Virologen beraten, gehen die Politiker auf Nummer sicher und warnen immer vor dem Schlimmsten. Ihr heiliges Mantram lautet: So

Fortsetzung S. 133

Ist die Impfung der Sinn des Corona-Wahnsinns?

CORONA STELLT DIE WELT AUF DEN KOPF. «GUERILLA MASK FORCE BERN» ÜBERTREIBT?

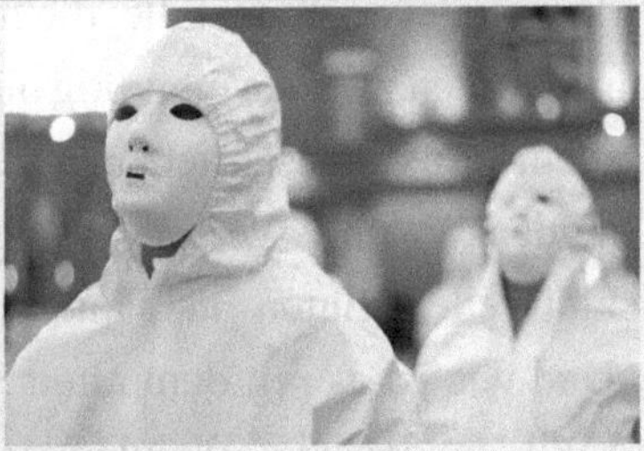

«Alleine sterben lassen ist Nächstenliebe.
Selber denken gefährdet das Allgemeinwohl.
Wahre Freiheit findet in der Isolation statt.
Impfung ist Nächstenliebe.
Opfert alles den Unternehmen.
Trennt euch von den Gefährdern.
Verzichtet auf Zeugung.
Verratet eure Nachbarschaft.
Regelbrecher an die Wand.
Gefährder in die Einzelhaft.
Maskenpflicht ein Leben lang.
Impfgegner entrechten.
Fügt euch der Normalität.
Maskenleugner ächten.
Kontaminierung vermeiden.
Absolute Keimfreiheit.
Körperkontakt schafft Leiden.
Sicher ist nur Einsamkeit.
Unser Atem tötet.
Sei immer gehorsam.
Lass deine Liebsten allein.»

(Guerilla Mask Force Bern)

Quelle: www.corona-transition.org (9.11.2020)

schlimm die Lage ist, sie muss noch schlimmer werden, um das Schlimmste abzuwenden. So wird das Kontaktverbot zunehmend bedrückend. Je öfter der Lockdown, je verheerender die Folgen auch für die Wirtschaft.

Bei der Maskenballade: «Alleine sterben lassen ist Nächstenliebe» (S. 132) wandelt sich das Staunen von Zeile zu Zeile in Erschütterung. Man kann den Zorn derer verstehen, die auf die Straße gehen und gegen die Corona-Einschränkungen demonstrieren. Aber nur quer zu denken, nur dagegen zu sein, schafft keine Alternative. Und der Staat kann nicht anders, als die Angst der einen zu verwalten und den Zorn der anderen in Zaum zu halten. Gefragt, ob er das Recht hat, die Freiheit zu drosseln, weist er auf seine Pflicht hin, das noch Schlimmere abzuwenden, zu dem auch gehört, was dem droht, der dem Ansinnen des Mächtigeren widerstrebt. Und die Macht, die mächtiger ist als alle Staaten der Welt, weist gebieterisch auf die Impfung hin als einzige Rettung aus der Pandemie. Während der Mensch begehrt: Freiheit muss sein!, während der Staat ermahnt: Vernunft soll sein!, verfügt eisern der Mächtige weltweit: Impfung wird sein.[5]

Denn heutzutage wird der Alltag weniger vom Wissen der Wissenschaftler als vom Können der Techniker bestimmt. Eine Diktatur der Technik, die das Machbare zum Maß aller Dinge macht, beherrscht alle Bereiche des Lebens.

---

5 Wissenschaftler, die vor der Impfung warnen, werden zensiert. Aus den USA seien hier erwähnt: Dr. Carrie Madej und Dr. Larry Palevsky.

Fortsetzung S. 135

Woher, wann und wo eine Pandemie?

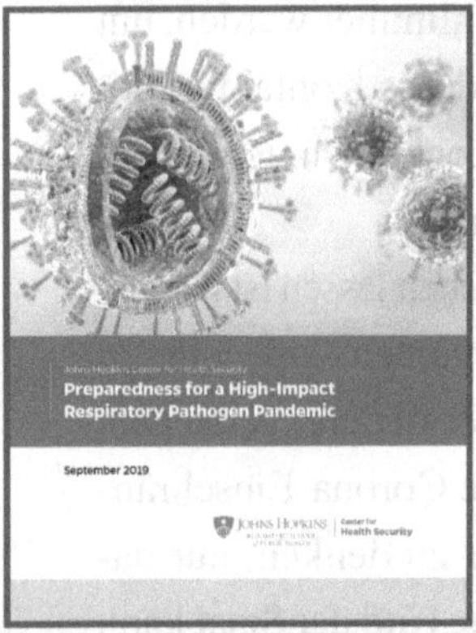

Johns Hopkins Center for Health Security

PREPAREDNESS FOR A HIGH-IMPACT RESPIRATORY PATHOGEN PANDEMIC

September 2019

Johns Hopkins
Bloomberg School
of Public Health

Center for
Health Security

EXECUTIVE SUMMARY S. 6

This report examines the current state of preparedness for pandemics caused by "high-impact respiratory pathogens"—that is, pathogens with the potential for widespread transmission and high observed mortality. Were a high-impact respiratory pathogen to emerge, either naturally or as the result of accidental or deliberate release, it would likely have significant public health, economic, social, and political consequences. Novel high-impact respiratory pathogens have a combination of qualities that

1. Eine epidemische Atemwegserkrankung (respiratory pathogen) kann auch vom Menschen durch vorsätzliche Freisetzung (deliberate release) verursacht werden.

S. 21

A key difference between deliberate release scenarios and those in which a high-impact respiratory pathogen emerges and spreads via natural mechanisms would be the possibility for there to be multiple attacks, or "reload," in a deliberate event. A sophisticated assailant could use a bioweapon to target areas of public health vulnerability or to deliberately inflict harm on the population or particular segments of it. The ability to effectively respond to such a deliberate event would depend, in part, on an understanding of the risk of subsequent attacks. Activities

2. Ein raffinierter Angreifer (a sophisticated assailant) kann eine Biowaffe (bioweapon) für wiederholte Attacken (multiple attacks) nach Zeit und Raum (particular segments) neu aufladen («reload»).

CDC Centers for Disease Control and Prevention

Vaccines & Immunizations

Possible Side effects from Vaccines

Any vaccine can cause side effects. For the most part these are minor (for example, a sore arm or low-grade fever) and go away within a few days. Listed below are vaccines licensed in the United States and side effects that have been

3. Die Nebenwirkungen (side effects) von Impfungen (vaccines) sind in den meisten Fällen gering (for the most part … minor).

Und im Bereich des Machbaren ist eines unbestritten: Leben zerstören ist leichter als Leben aufbauen. Leben erzeugen kann nur die Natur, Leben zerstören kann aber der Mensch nicht weniger als die Natur. Ein Gift kann im Nu einen Körper vernichten, den die Natur über viele Jahre aufgebaut hat. Die Kräfte im Blut des Menschen, welche die körperliche Grundlage für ein schöpferisches Denken, für eine fantasiereiche Liebe und für ein gewissenhaftes Handeln darstellen, hat die Natur über Jahrtausende aufgebaut. Keine Impfung der Welt kann sie entstehen lassen, aber wenige gekonnte Impfungen können sie aus dem Blut austreiben. Die Impfung kann zwar Schädliches im Körper bekämpfen, aber sie kann nicht die Lebenskräfte aufbauen, die erforderlich sind, um das Entstehen des Schädlichen zu verhindern.

Die Angst, die in der Impfung ihr Heil sucht, kann die Frage entstehen lassen: Wird die Impfung hergestellt, um die Pandemie zu bekämpfen, oder wird die Pandemieangst erzeugt, um die Impfung zu befördern? Liegt vielleicht der Sinn des Corona-Wahnsinns in der Einsicht, die einem sagt: Sich der Angst zu beugen, die möglichst viele zur Impfung drängt, ist die einzige Möglichkeit, der großen Angst vorzubeugen, die alle zur Impfung zwingt?

Die Wissenschaftler der Johns Hopkins University behaupten (s. S. 134, *Preparedness for a ... Pandemic,* 2019), dass der heutige Mensch das technische Know-how besitzt, um selbst eine Pandemie auszulösen (s. S. 134: «1.»). Eine solche Aussage kann als wissenschaftlich gelten, nur wenn sie keine bloße Hypothese, sondern die Feststellung eines objektiven Tatbestandes ist. Dies kann der gesunde Verstand nur unter der erwähnten Voraussetzung glaubhaft finden, dass dem Menschen weit mehr Wissen über Zerstörungsmöglichkeiten als über das Aufbauen von Leben zur Verfügung steht. Daraus folgt auch die zweite Aussage der amerikanischen Wissenschaftler (s. S. 134: «2.»): Wenn jemand heute an einem Ort etwas auslösen kann, kann er es auch morgen an einem anderen Ort wiederholen («reload»).

Und was folgt daraus in Bezug auf die Impfung? Doch dieses: Durch die sich wiederholende Impfung wird, dosiert und kontrolliert, jene Anpassung des Menschenkörpers an die Tierkräfte erreicht, die sonst der Virus unkontrolliert geltend macht. Wenn dann der Virus sich durch ein «Reload» oder eine «Variante» wieder meldet, ist der Körper dank der Impfung entsprechend gewappnet. So versichern die Fachleute, dass die Impfung keine nennenswerten «Nebenwirkungen» (S. 134: «3.») hat. Das macht zugleich deutlich, dass jede Impfung den Körper ein Stück weiter den Kräften des Tierkörpers anpasst. Der Mensch gewöhnt sich immer mehr an das Leben mit neuen Viren aller Art.

Das besagt aber auch: Jede Impfung ist zwangsläufig eine Verunglimpfung des Körpers. Werden seine Kräfte durch wiederholte Impfungen immer ähnlicher denen des

Tierkörpers gemacht, so wird er immer weniger die Überschaukraft des freien Denkens und die einfühlsame Innigkeit der Liebe möglich machen, die die Tiere gar nicht kennen.[6] Die Menschen werden immer mehr, wie Roboter, zu Marionetten ihres Körpers, und die Macht kann immer gezielter breite Massen beherrschen. Sie kann Menschen, die menschliche Gedanken und Gefühle immer weniger kennen, in der Verfolgung ihrer Ziele immer gefügiger machen.

Den einen wird das Wirken der Impfung nur zu gut gefallen. Das sind die Löwenmenschen, die sich freuen, sich immer tückischer aufführen zu können. Einen Körper, den die Impfung besser zum Schlagen als zum Denken geeignet

---

6 Die Geisteswissenschaft weist darauf hin, dass der Körper des Menschen viel labiler, viel krankheitsanfälliger als der des Tieres sein muss, weil das Leben im schöpferischen Denken und in der hingebenden Liebe nur möglich ist, wenn sich die Kräfte der Erde und die des Kosmos im Gleichgewicht halten. Dies zehrt am Organismus weit mehr, als es beim Tier der Fall ist, in dem die Kräfte der Erde nur einseitig wirken:

> «Die Erde, so wie sie als Element ist, macht uns noch nicht zum Menschen, sie macht uns zum Tier. Da sind wir Tier. Von Erden wegen sind wir Tier. Und da das Erdige immer in uns ist, so ist immer die Gefahr vorhanden, dass wir in die Tierheit hinuntersinken.» (Rudolf Steiner, *O Mensch, erkenne dich selbst!*, S. 135-136).

Um den Körper weniger labil und krankheitsanfällig zu machen, muss die Impfung in ihm die Kräfte der Erde bzw. des Tieres einseitig stärken. In der Apokalypse (13,18) ist die Rede von der «Zahl des Tieres» 666 als der Zahl des Rückfalls des Menschen auf die Stufe des Tieres. Das Patent, mit dem Bill Gates in Zusammenhang mit der Impfung eine Art Monopol über den weltweiten digitalen Zahlungsverkehr anstrebt, trägt dieselbe Nummer: .6.6.6 bzw. 060606. Ein reiner Zufall? (Von der Einseitigkeit des Irdisch-Männlichen handelt der 2. Vortrag.)

macht, erleben sie als kerngesund. Dem alten Leitspruch: Ich denke, also bin ich, schleudern sie entgegen: Ich schlage, also bin ich! Menschen, die sich nicht impfen lassen, beschimpfen sie als unsozial, Menschen, die von Geist reden, als geisteskrank. Die Beseitigung der Gazellenmenschen betrachten sie nach der Logik des Kampfes ums Dasein, in dem nur die Fittesten überleben, als ganz natürlich – so natürlich, wie es die Natur selbst im Reich der Tiere macht.

Den Gazellenmenschen aber wird die Wirkung der Impfung nicht so gut gefallen. Ihre Seele kann nur schwer ohne Erfahrung echt menschlicher Gefühle leben. Ihr zarterer, labilerer Körper kann von der Impfung, statt stärker, schwächer gemacht werden. Je drohender es von den Löwenmenschen hallt: «Ohne Impfung, keine Freiheit!», desto lauter wird in ihnen der Widerhall: Mit Impfung, keine Menschlichkeit! So werden sie alles tun, um dem «Gefressenwerden» vonseiten der Löwenmenschen zu entgehen. Sie werden sich vom verunglimpften Körper – und von der verunglimpfenden Gesellschaft – immer mehr zurückziehen wollen. Ob dieses Aussteigen Burnout, Depression oder Demenzerkrankung genannt wird – dahinter steckt die Tatsache, dass sie am Leben immer weniger Freude haben.

Der allgegenwärtige Bill Gates, Anführer der Pharmatech-Weltmacht, sieht es seit geraumer Zeit als humanitäre Priorität an, durch Impfung die Zahl der Menschen auf der Erde zu senken:

> «Auf der Welt gibt es heute 6,8 Milliarden Menschen – die Tendenz geht Richtung neun Milliarden. Wenn wir jetzt wirklich gute Arbeit bei neuen Impfstoffen, im Gesundheitswesen und in der Reproduktionsmedizin leisten (if we do a really great job on new vaccines, health care, reproductive health services), könnten wir dies um vielleicht 10 oder 15 Prozent senken.» (Bill Gates, *TED2010, Innovating to zero!,* February 2010; Übers. *www.tagesschau.de,* 15.4.2020).

Was macht man, wenn es zu viele Autos gibt? Man senkt die Produktion! So soll die «Reproduktionsmedizin» durch «neue Impfstoffe» (new vaccines), die menschlichen Fortpflanzungskräfte entsprechend programmieren und die Produktion von Menschen senken. Nicht irgendein Verschwörungstheoretiker sagt das, sondern Mr. Gates selbst. Nach seiner Aussage sind es gleich ein paar hundert Millionen Menschen, die er sich aus dem Verkehr gezogen wünscht![7]

Die Spaltung in Löwen- und Gazellenmenschen – Namen tun auch hier nichts zur Sache, die Anthroposophie nennt sie «ahrimanisch» und «luziferisch» (s. S. 92) – ergibt sich aus dem erklärten Ansinnen von Mr. Gates selbst: Je mehr Keimkräfte des Ich-losen Tieres in die genetischen (reproductive)

7 In einem Interview mit der *Süddeutschen Zeitung* (27. Jan. 2021) verrät Bill Gates sein vorausschauendes Wissen über Pandemien. Er sagt: Diese Pandemie ist schlimm, aber eine künftige könnte «zehnmal so schlimm» (ten times more serious) sein. Nicht zwei- oder dreimal – zehnmal: Er weiß das! Und die wichtige Frage ist: *Woher weiß er das?*

Kräfte des Menschen eingeimpft werden, desto trieb- und tierhafter wird sein Körper. Das bewirkt bei den Löwenmenschen, dass sie immer sorgen- und gewissensfreier den Körper genießen können, und bei den Gazellenmenschen, dass sie das Leben im Körper – sowie das Gebären und das erneute Sichverkörpern – immer mehr scheuen. So kann die Gesamtzahl der Menschen drastisch gesenkt werden. Sind nicht auch im *Faust* auf einmal zwei Gazellenmenschen, das Gretchen und ihr Kind, von der Bühne dieser Welt verschwunden, und nur der Löwenmensch Faust zurückgeblieben?

Ob das Impfen irgendwann ein Ende haben wird? Dazu derselbe Bill Gates in der *Financial Times* vom 9.4.2020:

> «But you don't have a choice. People act like you have a choice. […] But for the world at large, normalcy only returns when we've largely vaccinated the entire global population.» (*Aber es gibt keine Wahl. Die Menschen tun so, als ob man eine Alternative hätte. … Für die Menschheit in ihrer Gesamtheit kommt die Normalität nur dann zurück, wenn wir die ganze Weltbevölkerung geimpft haben.*)

Eine solch weltumspannende Aussage über die Zukunft der ganzen Menschheit hat mit ernsthafter, empirischer Wissenschaft recht wenig zu tun. Sie ist auch kein bloßer Glaubenssatz, der Quergläubige zur Hölle verdammt. Im Mund der Macht, die hier Pharmatech-Weltmacht genannt wird, ist sie eine Willenserklärung, ein Diktat – dazu angetan, bei dem

Klugen Gefolgschaft zu erwirken, bei dem Unklugen Unterwerfung zu erzwingen.[8]

Und ist es nicht klug, dem Mächtigen, der in der ganzen Welt etwas bewirken kann, Gefolgschaft zu leisten, wenn er entschlossen ist, die große Not der heutigen Menschheit zu lindern? Wenn sein erklärtes Ziel die Bekämpfung der falsch verstandenen Freiheit ist, die unzählige Menschen, die

8 Am 19.2.2021 erklärt die deutsche Bundeskanzlerin in einer «Pressekonferenz ... nach der Videokonferenz ... der G7»:

> «Wir haben im Zusammenhang mit der Bekämpfung der Pandemie darüber gesprochen – ich habe das auch in meinem Beitrag deutlich gemacht –, dass die Pandemie erst besiegt ist, wenn alle Menschen auf der Welt geimpft sind.»

Damit wird Mr. Gates' Diktat zur Staatsräson erhoben. Die Menschen, die die Impfung nicht wollen, werden als Gefahr für die Allgemeinheit abgestempelt und als Asoziale zur Ächtung preisgegeben. Immer mehr Menschen sehen sich gezwungen, sich impfen zu lassen, um am gesellschaftlichen Leben teilnehmen zu können oder um ihren Arbeitsplatz nicht zu verlieren. Die Frage stellt sich: Wenn die Geimpften das Recht auf Lebensräume ohne Nichtgeimpfte haben, haben die Nichtgeimpften nicht das gleiche Recht auf entsprechende Lebensräume ohne Geimpfte? Wenn die Geimpften das Recht auf freie Bewegung durch Fernhalten der Ungeimpften haben, haben nicht die Ungeimpften das gleiche Recht auf freie Bewegung durch Fernhalten der Geimpften? Wenn die Impfbefürworter die Mehrheit sind und die Macht haben, ist es nicht die Pflicht des Staates, dafür zu sorgen, dass die Minderheit nicht gezwungen wird, sich dem Diktat der Mehrheit zu unterwerfen? Im Ringen mit solchen Fragen sind folgende Zeilen entstanden:

Corona

Testen, testen, testen!
Die Angst hat dich zum Besten.
Impfen, impfen, impfen!
Impfgegner bös beschimpfen.
Maske immer tragen!
Der Mensch hat nichts zu sagen.
Allgemeine Impflicht!
Die alte Freundschaft bricht.
Mit rechtem Abstand von dem Schrecken
Wird echte Freiheit wohl anstecken.

auf der ganzen Welt frei herumlaufen, dazu verleitet, Umweltzerstörung, Terrorismus und Flüchtlingsströme ohne Ende zu erzeugen? Und wenn er fragt: War nicht der radikale Reformer, der vor 2000 Jahren so unglücklich starb, ein verführerischer Himmelstürmer, der die Freiheit über die Vernunft gesetzt, ja gegen die Vernunft gehetzt hat, weil er nicht sehen konnte, dass überall in der Natur Vernunft, nirgendwo aber Freiheit, herrscht?

Wie ist es aber mit der Vernunft in der Natur, wenn Bill Gates behauptet, dass es nur dann «Normalität» gibt, wenn alle Menschen auf der Welt geimpft sind? Damit ist doch gesagt: Der von der Natur geschaffene Menschenkörper ist nicht normal, er ist ein Pfusch. Erst Mr. Gates' «neue Impfstoffe» machen ihn «normal». Vor dem technisch normierten Übermenschen (s. *wikipedia:* «Transhumanismus») nimmt sich der natürlich gesunde Mensch so unvernünftig, so stümperhaft wie Mephistos Homunkulus in Goethes *Faust* aus. Möglichst früh nach der Geburt soll die neue Impfung die alte, missratene Natur ersetzen!

Wohlgemerkt: Nicht vom kranken, sondern vom *gesunden* Körper ist hier die Rede. Alle alten Kulturen haben im Körper des Menschen einen Mikrokosmos, eine kleine Welt gesehen, in der alle Kräfte der großen Welt so miteinander in Einklang gebracht sind, dass sie zum Tempel des Menschengeistes werden. Alle Naturkräfte werden im Menschen in jenes labile Gleichgewicht gebracht, das jene Erfahrung von Freiheit und Liebe ermöglicht, die beim Tier nicht möglich ist. Mr. Gates behauptet aber, dass ohne seinen «neuen Impfstoff» die gesunde Körpernatur mit der Pandemie nicht fertig wird. Sein Impfstoff kann, was die Natur nicht kann:

> «... mRNA vaccines are a new type of vaccine that delivers instructions to teach your body to fight off a pathogen.» (s. *The Year Global Health Went Local,* 2021 Annual Letter, S. 11).[9]

---

9 Für den gesunden Verstand ist es nicht nachvollziehbar, dass ein Mensch so dumm sein kann, die Natur für missraten zu halten und sich für fähig, eine bessere zu schaffen. Die Geisteswissenschaft gibt diesem Verstand recht, indem sie auf Geister hinweist, die den Menschen so von sich «besessen» machen, dass er Gedanken denkt und Ziele verfolgt, die nicht von ihm selbst stammen. In Goethes *Faust* ist der Mephisto für die Entwicklung des Menschen unentbehrlich. Ob nicht auch Goethe ein Verschwörungstheoretiker war? Seinem *Faust* liegt nicht bloß eine Verschwörung unter Menschen zugrunde, sondern eine unter geistigen Wesen, unter Gott und dem Teufel (*Faust,* Prolog im Himmel):

Der Herr: Du darfst auch da nur frei erscheinen;
Ich habe deinesgleichen nie gehasst.
Von allen Geistern die verneinen
Ist mir der Schalk am wenigsten zur Last.
Des Menschen Tätigkeit kann allzu leicht erschlaffen,
Er liebt sich bald die unbedingte Ruh;
Drum geb' ich gern ihm den Gesellen zu,
Der reizt und wirkt und muss als Teufel schaffen.

Der Materialismus, das Leben mit Ignorierung des Geistes, ist das denkbar stärkste «Erschlaffen» des Menschengeistes, bei dem der Teufel am allermeisten «reizen» und «wirken» kann. Doch selbst in einer Pandemie, wo er den Menschen «beim Kragen hat», hat er nur Erfolg, wenn der aufgeklärte Materialist auch ihn, wie den Weltdenker, als reine dichterische Erfindung betrachtet. Er soll nur nicht in seiner Wirklichkeit als Geist erkannt werden. Nicht erkannt bedeutet aber auch: nicht anerkannt. Darin liegt des Teufels innerer Zwiespalt – Teufel ist verwandt mit Zweifel –, der sich im wehleidigen Seufzer kundgibt (*Faust,* Auerbachs Keller):

Mephist.: Den Teufel spürt das Völkchen nie,
Und wenn er sie beim Kragen hätte.

(mRNA-Impfstoffe sind eine neue Art von Impfstoff, welcher ein Know-how verleiht, das den Körper instruiert, wie er einen Krankheitserreger außer Gefecht setzt.)

Für Mr. Gates ist die Natur wie eine böse Stiefmutter, die ihr Kind der von ihr verursachten Pandemie wehrlos ausliefert. Sein Impfstoff ist der Zuchtmeister der Natur: Er lehrt den Körper (teach your body), die Schäden zu bekämpfen, die die Natur in ihm anrichtet. Nach der gescheiterten Erlösung des Menschen wird die Erlösung der Natur angekündigt. Die alte Natur, die im Körper des Menschen nur tödlich wirkt, soll durch eine neue ersetzt werden (s. *Wikipedia:* «Reset»). Denn was ist des Menschen Gehirn mit seinem zweifelnd-irrenden Denken, verglichen mit der treffsicheren,

World Health Organization

WHO issues new recommendations on human genome editing for the advancement of public health

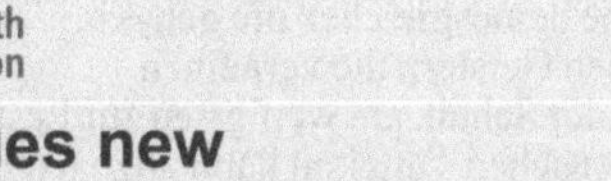

Recommendations

S.3-4

Leadership by WHO and its Director-General
WHO and its Director-General should demonstrate both scientific and moral leadership,

International collaboration for effective governance and oversight
WHO should work with others to develop and implement a shared vision for an on ongoing international process

Human genome editing registries
WHO should: (i) ensure that clinical trials using somatic human genome editing technologies are reviewed and approved by the appropriate research ethics committee before inclusion in the Registry of human genome editing clinical trials;

weltumspannenden Datenspeicherung der künstlichen Intelligenz? Und was gilt das Blut seiner selbstsüchtigen Liebe, verglichen mit der Selbstlosigkeit des Tierinstinktes?

Dieser Bill Gates ist beileibe nicht ein Einzelgänger. Bei der WHO, die in Coronazeiten die Weltmacht Nummer eins ist, heißt es am 12. Juli 2021 (s. S. 144): *«Die Weltgesundheitsorganisation veröffentlicht neue Empfehlungen über das Editieren des menschlichen Genoms für die Förderung der öffentlichen Gesundheit.»* «Editing» heißt: für eine neue Edition bearbeiten, korrigieren. Die Natur hat eine erste Edition des menschlichen Genoms gemacht; der Mensch macht sich daran, Impfstoffe für eine zweite, verbesserte Ausgabe zusammenzubrauen! Von den «Recommendations», die dort durch die Blume gesagt sind, seien hier die ersten drei unverblümt wiedergegeben: 1. Die Macht der WHO in den Bereichen Wissenschaft und Moral soll immer nur steigen; 2. Regierungen weltweit haben alles Interesse daran, sich der WHO zu fügen; 3. Ein amtliches Register soll klarstellen, wem (und wem nicht) die WHO ihren Segen erteilt.

Für die Geisteswissenschaft sind die Gegenkräfte zum Guten weder gut noch böse. Sie sind *notwendig* für die Erfahrung der Freiheit, die eine Möglichkeit zu wählen voraussetzt. Das Durchschauen des Mephisto geschieht in Freiheit, er selbst aber ist dazu notwendig. Das Böse liegt nicht beim Teufel, der hereinlegt, sondern beim Menschen, der hereinfällt. In «Nervenstoff und Blutstoff» (S. 85-98) führt

Rudolf Steiner aus: Der Mensch kann heute im Denken den Materialismus überwinden – das totgewordene Nervensystem verlebendigen –, und im Lieben den Egoismus besiegen – das instinkthaft wirkende Blutsystem befreien. Dazu ist aber *notwendig,* dass der Weltdenker den Gegenmächten die Fähigkeit verleiht, durch Bindung an die elektrisch-magnetischen «Erdkräfte» (S. 50) immer mehr das Nervensystem der Maschine und das Blutsystem dem Tier anzugleichen.[10]

Der Mensch ist frei in dem Maße, in dem er kraft des Denkens die Dinge durchschaut. Die Hauptaufgabe der Gegenmächte muss sein, dem Denken, der Konzentrationskraft zu schaden. Ihnen muss die Wirkung der Impfung auf den Geist wichtiger sein als die auf den Körper. Und sind es nicht immer mehr Menschen, vor allem unter Frauen, denen nach der Impfung – neben den Wirkungen auf den Körper –, die Konzentration schwer fällt, die Gedanken unklar werden und das Gemüt sich bedrückt fühlt? Solche schwerwiegenden Folgen der Impfung auf Seele und Geist werden

---

10 Rudolf Steiner schreibt in einem seiner Notizbücher:

«Der Streit geht tatsächlich um die Christus-Wesenheit – sie soll ausgeschaltet werden. Sie darf es nicht – der Mensch darf nicht durch die Verbindung seiner Willenswellen mit elektrischen und magnetischen Wellen in zu enge Verbindung mit der Erde gebracht werden; er darf nicht durch Suggestionsbehandlung die in ihm ‹latente Erde› realisieren; er darf nicht durch Geburtenbeeinflussung das Erden-Ich als ahrimanisch gestalten.» (GA 46, S. 780).

Eine Pandemie ist eine «Suggestionsbehandlung», insoweit in ihr die Massensuggestion der Angst wirkt. Ahriman kettet den Menschen dreifach – im sog. mechanischen, hygienischen und eugenetischen Okkultismus – an die «Erde»; Luzifer entfremdet ihn von der Erde (s. S. 147).

in der Öffentlichkeit weitgehend ignoriert oder bagatellisiert. Die Impfgegner werden wie Menschen behandelt, die leichtsinnig das Leben anderer aufs Spiel setzen.

Je mehr die Geimpften in den Nichtgeimpften eine Bedrohung ihrer Gesundheit sehen – und die Impfgegner den Weg der Impfung nicht oder nicht mehr mit ihrem Gewissen vereinbaren können –, desto schwieriger wird ein Leben in physischer Nähe. Ein durchgreifender, dauerhafter «Abstand» im Leben des Alltags ist aber nur als Folge einer tiefen inneren Wandlung möglich. Und diese kann nicht von einer Autorität oder von einer Gemeinschaft herbeigeführt werden,[11]

11 Über das menschliche Zusammenleben der Zukunft führt Rudolf Steiner in einem nachgelassenen Fragment aus:

> «Man kann nicht so fortfahren, dass man den Erlösungsprozess *hinter die Szene* verlegt, wie es die Kirchen und die Maurer-Gesellschaften mit den Ritualien und Erlösungsdogmen tun wollen: Man muss ihn *vor die Szene* rufen – man muss zum Geist den Mut haben. Die Symbolik muss aufhören und die Wirklichkeit muss an ihre Stelle treten, d. h. die Anschauung des Geistigen. Die stärksten Feinde dieses Prozesses werden die Bewahrer der Bekenntnis- und Ritualtraditionen sein.» (GA 46, S. 783).

Die «stärksten Feinde» einer zeitgemäßen Form des Sozialen verlegen den Geist «*hinter die Szene*», d. h. in das private Leben. Mit ihrem Monopolanspruch auf den Geist tragen sie am meisten dazu bei, dass das öffentliche Leben, das Leben «*vor der Szene*», immer geistloser wird.

Dies erklärt, dass in der Weihnachtstagung 1923/24 Rudolf Steiner alle Ämter der Anthroposophischen Gesellschaft aufgehoben hat. Zurückgeblieben waren nur Individualitäten mit ihren Begabungen und ihrem Karma. Anfang 1925 hat dann das Wirken des Karmas, zu dem auch seine Krankheit und sein nahender Tod gehörten, die Weihnachtstagung rückgängig gemacht und die Ämter wieder eingeführt. Was die «Christengemeinschaft» betrifft, hatte Rudolf Steiner sie auf die Aufgabe hingewiesen, gläubige Christen für die Zeit vorzubereiten, wo der alte Glaube alle Kraft verliert und jede Form von Kirche zum «stärksten Feind» des Geistes «*vor der Szene*» wird.

weil diese für die Gruppe zu sorgen haben – und für das Individuum nur insoweit es zur Gruppe gehört. Nur unabhängig von jeder institutionalisierten Gruppierung kann der Mensch die inneren Voraussetzungen in sich schaffen, die es ihm ermöglichen, eine neue Art von Gemeinschaft anzustreben, in der weder das Blut noch die Autorität das Bestimmende in den Beziehungen sind. Der tägliche Umgang der Menschen miteinander wird in Zukunft nur vom Geist geprägt sein können, der sich in der Wirklichkeit des Schicksals, im Wirken der karmischen Kräfte ausdrückt.

Das Religiöse soll nicht nur «*hinter der Szene*» (s. Fußnote S. 147) oder im privaten Leben, sondern überall im Alltag gelebt werden. Der soziale Organismus selbst soll zum geistigen Leib des Menschen werden – im labilen Gleichgewicht zwischen der Erfahrung der Freiheit im Geistesleben und der Brüderlichkeit im Wirtschaftsleben. Überall im Leben soll der Mensch das Heilige des Geistes in der Freiheit, sein Heilendes in der Hingabe erleben.

Die Würde des Menschen ist unantastbar – so heißt es im Grundgesetz. Aber worin besteht die Menschenwürde? Im Leben in Freiheit und Sicherheit? Im Recht auf ein gesundes, glückliches Leben? Ist die erste Pflicht des Staates, die Freiheit der Bürger zu garantieren und ihr Leben zu schützen?

«Freiheit» wird oft so verallgemeinert, als ob sie für alle Menschen den gleichen Inhalt hätte. Eine solche abstrakte

Freiheit gibt es aber nicht. Jeder Mensch ist individuell geprägt und auf seine Weise frei. Ähnlich ist es mit «Leben». Von selbst bringt das Leben Ereignisse, die Selbstüberwindung erfordern. Ein leidloses Leben wäre nichts anderes als ein armseliges Leben. Wer bloß glücklich sein will, der wird nie glücklich sein, weil der Mensch nicht ein abstraktes Glück, sondern das konkrete Streben genießt. Und wenn er immer strebt, bekommt er das Glück als Zugabe.

Mit dem Karma aber, mit dem Schicksal, verhält es sich ganz anders als mit «Freiheit» und «Leben». Das Karma ist individuell und konkret, aber zugleich objektiv und eindeutig. Im Körperbereich äußert es sich in der einmaligen Beschaffenheit der physischen Konstitution, in der besonderen Komplexität des Wohl- oder Übelbefindens. Zum Karma gehören auch «Krankheiten», auf die das klügere Ich nicht verzichten möchte, weil nur das Ringen mit ihnen Fähigkeiten wachruft, die es unbedingt haben will. Was die Seele betrifft, so besteht das individuelle Karma aus einer Unsumme von Sympathien und Antipathien, die ganz bestimmte Menschen anziehen und alle anderen fernhalten. Und was die Geistesnatur des Menschen angeht, so sind die Ereignisse und die Erlebnisse seines Lebens – was wir «Biografie» nennen – bei jedem nicht weniger individuell und konkret, nicht weniger objektiv und eindeutig.

So darf es auch Menschen geben, welche die Würde des Menschen in seinem Schicksal sehen: in dem, was er in einer langen Vergangenheit geworden ist und ihn jetzt anders als alle anderen Menschen macht. Sein Karma ist das einzigartige Betätigungsfeld seiner Freiheit. Diese strebt danach, all jenen Menschen zu begegnen, denen er über viele Leben auf dem Weg in die Freiheit unzählige Zurückweisungen erteilt hat – in seinem Drang, selbstständig zu werden. Jetzt, auf dem Weg zurück zum Geist, sucht er, wenn auch nicht ganz bewusst, im Umgang mit ihnen den karmischen Ausgleich in allen, auch den kleinsten Einzelheiten des Alltags.[12]

Was die Corona-Krise unheimlich macht, ist die Tatsache, dass die Macht von Politik und Wissenschaft direkt ins Karma des Alltags, ins Allerheiligste des Individuums eingreift. Sie verfügt über Nähe und Abstand, über Begegnung und Absperrung, über Leben und Tod – und sie erzeugt vor allem Angst. Eine solche Lage erleben viele als unerträglich. Sie empfinden, dass unerlaubt über ihr Karma, und damit über ihre innerste Würde, verfügt wird. Ihr Gefühl sagt ihnen, dass die heiligste Aufgabe des Staates ist, dafür zu

---

12 Als Hinweis auf die Komplexität des Schicksals sei hier eine der vielen Ausführungen Rudolf Steiners (am 15.3.1924) angeführt:

> «Wie wirkt das Schicksal? Das Schicksal wirkt so, dass es aus der ganzen Einheit des Menschen heraus wirkt. Was der Mensch im Leben aus dem karmischen Drang heraus aufsucht, was sich schicksalsmäßig gestaltet, das liegt daran, dass die Kräfte des Schicksals, die von Leben zu Leben gehen, die Blutzusammensetzung in ihrer Feinheit bewirken und bedingen, dass sie die Nerventätigkeit innerlich regeln, dass sie aber auch die seelisch instinktive Empfänglichkeit für dies oder jenes anregen.»

Es fragt sich: Was weiß «die Wissenschaft» über das hier Ausgeführte? Was kann sie dazu sagen? Die Antwort lautet: Rein gar nichts!

sorgen, dass der Mensch in seinem Alltag möglichst in Ruhe gelassen wird. Nicht für die Freiheit hat der Staat zu sorgen, die bei jedem anders aussieht, sondern für die allgemeingültigen Rahmenbedingungen, die sie ermöglichen.

Ein achtjähriges Kind sitzt zu Hause und sieht beim digitalen Unterricht seinen Lehrer auf dem Bildschirm. Nach den Ausführungen in der «Einleitung» (S. 72ff.) kommt das Kind mit keinem der «vier Menschen» in Berührung, die im Lehrer drinstecken. Der physische Körper des Lehrers ist nicht da, sein Äther- und Astralkörper sind nicht da, sein Ich auch nicht. Von den Mitschülern ist auch nichts da. Ihm wird verwehrt, seine karmische Beziehung zum Lehrer und zu den Mitschülern zu erleben. Und weil seine Seele nach dieser Beziehung hungert, nicht weniger als sein Körper nach Nahrung, verhungert sie, wenn sie diese Nahrung nicht bekommt. Der Mensch verhungert seelisch, wenn ihm im Alltag das Erleben seines Karmas verwehrt wird.

Die Unantastbarkeit des Karmas gilt nicht weniger für das Enkelkind und seine Großeltern. Jede Stunde, mit den Enkelkindern im Karma des Alltags verbracht, ist unantastbar, sie gehört zur innersten Würde des Menschen. Unantastbar ist der ganze Alltag des Menschen mit seinen scheinbar unbedeutenden, in Wirklichkeit höchst bedeutsamen Begegnungen und Erlebnissen. Was einem Menschen im Leben des Alltags widerfährt, ist immer das für ihn Wichtigste – die unentbehrliche «Nahrung» für seine Seele.

Fortsetzung S. 153

Ralph Waldo Emerson, *Spiritual Laws*

«A man's genius, the quality that differences him from every other, the susceptibility to one class of influences, the selection of what is fit for him, the rejection of what is unfit, determines for him the character of the universe. A man is a method, a progressive arrangement; a selecting principle, gathering his like to him, wherever he goes. He takes only his own out of the multiplicity that sweeps and circles round him. […] Those facts, words, persons, which dwell in his memory without his being able to say why, remain, because they have a relation to him not less real for being as yet unapprehended. They are symbols of value to him, as they can interpret parts of his consciousness which he would vainly seek words for in the conventional images of books and other minds. What attracts my attention shall have it, as I will go to the man who knocks at my door, whilst a thousand persons, as worthy, go by it, to whom I give no regard.»

Der Genius (das wahre Ich) des Menschen, die innere Prägung, die ihn von jedem anderen Menschen unterscheidet – die Empfänglichkeit für eine bestimmte Art von Anregungen, durch die er alles aufgreift, was zu ihm passt, alles abweist, was nicht zu ihm passt –, bestimmt für ihn die Eigenart des Universums. Ein Mensch ist eine «Methode» (ein Wegweiser, ein Bahnbrecher; griechisch hodós = Weg, Bahn), ein fortschreitender Ordner. Er ist die Norm der Wahl, nach der er alles aufsammelt, was ihm verwandt ist, wo immer er hingeht. Von der Fülle all dessen, was um ihn kreist und wirbelt, nimmt er immer nur das, was zu ihm gehört. […] Jene Ereignisse, jene Worte, jene Menschen, die seiner Erinnerung anhaften, ohne dass er den Grund zu sagen weiß, sie alle verbleiben in ihm, weil sie in einem Zusammenhang mit ihm stehen, der nicht weniger real wirkt, wenn er noch nicht voll zum Bewusstsein gebracht ist. Sie sind für ihn kostbare Sinnbilder, weil sie jene Züge seines Bewusstseins zu deuten vermögen, für die in den herkömmlichen Bildern aus Büchern und von anderen Menschen keine Worte zu finden wären. Was meine Aufmerksamkeit auf sich zieht, das soll sie bekommen – so wie ich zu dem Menschen gehe, der an meine Türe klopft, während tausend andere Gleichwürdige an ihr vorbeigehen, von denen ich keine Kenntnis nehme.

R. W. Emerson (s. S. 152) gehört zu den führenden Geistern Amerikas, die unmittelbar vor dem Entstehen der Geisteswissenschaft noch eine Ahnung von der Heiligkeit des Karmas hatten. Er sieht die Würde des Menschen im «Genius», im überbewussten Ich, das während der ganzen Entwicklung dabei war und eine Welt für sich geworden ist. Im Karma des Alltags zieht er mit der Kraft eines Magneten alles an sich, was zu ihm gehört: die Menschen, mit denen er aufgrund der gemeinsamen Vergangenheit die Zukunft schmieden will. Aus Emersons Worten spricht eine tiefe, wenn auch noch nicht bewusst gemachte (as yet unapprehended) Sehnsucht nach der Erkenntnis vom Karma. Und die Geisteswissenschaft weiß ihm zu sagen: Der Menschengeist hat vor der Geburt, von höheren Geistern beraten, sein Genom so geprägt, dass er auch die Krankheiten durchleben darf, die für sein Weiterkommen unentbehrlich sind. Aber die Damen und Herren der WHO wissen es besser (s. S. 145): Mittels der Impfung machen sie eine verbesserste «Edition» seines Genoms und berauben ihn seines Karmas.

Wenn die Wissenschaft lehrt, dass der Mensch als Ergebnis einer Mischung von Genen entsteht und nach dem Tod ein Nichts ist, so spricht sie dem Menschen jede Würde ab. Eine solche Sicht vom Menschen ist zutiefst missachtend, auch wenn man sich das nicht bewusst macht. Welche Würde hat ein Mensch, der wie eine Eintagsfliege entsteht und vergeht, ohne eine Spur von sich zu hinterlassen? Welchen

Wert hat sein Lebenslauf, wenn er nur ein Spiel der genetischen Prägung und der äußerlichen Umstände, das heißt nur ein Spiel des Zufalls ist? Welche Gerechtigkeit gibt es, wenn der Mensch nur einmal lebt und, wie so oft, dem Guten nur Unheil, dem Schurken immer Erfolg zuteil wird? Mit einem solchen Menschenbild gibt es nur zwei Möglichkeiten, vernünftig bzw. konsequent zu leben: entweder als Löwenmensch sich auszutoben oder als Gazellenmensch von einer Depression zur anderen zu schreiten.

Das Fazit der letzten 2000 Jahre lautet: Der Mann – lateinisch «vir» – ist der führende Virus gewesen, der mit viriler, stramm mannhafter Virulenz im Leben des Alltags allem Geist den Garaus gemacht hat. Erst haben die Kirchenmänner den göttlichen «Christus» von dem menschlichen Jesus entfernt. Dann hat im Schlepptau der Kirche die materialistische Wissenschaft (das heißt: unzählige Wissenschaftler und kaum Wissenschaftlerinnen) alles Geistige in das private Leben entsorgt und für sich das Hoheitsrecht über das öffentliche Leben reklamiert.

Wie der Weltdenker auch aus der Grundschule verbannt wurde, berichtet die Geschichte des kleinen Otto. Sein Lehrer (nicht eine Lehrerin) hatte eines Tages die Entstehung des Sonnensystems eindrucksvoll demonstriert. Durch Drehung eines großen Öltropfens (der Sonne) mit Kartonblatt und Stecknadel hatten sich im Wasser kleinere Tropfen (die

Planeten) abgespalten. Otto war begeistert von der Geschicktheit seines Lehrers im Drehen. Er fragte ganz aufgeregt: Und wer war da im Himmel der große Lehrer, der das alles so schön gedreht hat? Du wieder mal, mit deinen dummen Fragen!, war die Antwort. Die Stimme des Lehrers war so schneidend, seine Augen so bedrohlich, dass die ganze Klasse lange Zeit keine Fragen mehr hatte. Im Laufe der Jahre ist dann aus dem kleinen Otto der große, allgemein bekannte Otto Normalverbraucher geworden, der sich daran gewöhnt hat, dass es sich für den aufgeklärten Bürger nicht ziemt, die Frage nach dem Geist zu stellen.

Goethe war ein Mensch, in dem beide Seelen, die in der Menschenbrust wohnen – die irdisch-männliche und die himmlisch-weibliche –, gleichermaßen stark ausgeprägt waren. Vom zwiespältigen Virus der Menschennatur war in ihm nicht weniger als in anderen von dem, was die Natur gibt, aber immer mehr von dem, was der Mensch erringt. Wer das faustische Streben nicht kannte, sah in ihm nur das Allzumenschliche. Im Mannesalter hat auch er eine tiefe Abneigung gegen das männlich geprägte Kirchenchristentum gehegt, das vom Weltdenker nur noch den Menschen Jesus kannte – und diesen nicht einmal als einen kraftvollen, lebensbejahenden Mann, sondern als einen kraftlos am Kreuz Sterbenden. So beichtet in seinem formvollendeten, geheimgehaltenen *Tagebuch* trotzig der Mann, dem zwecks Annektierung der Frau der Segen der Kirche erteilt werden soll:

«Und als ich endlich sie zur Kirche führte,
Gesteh ich's nur, vor Priester und Altare,
Vor deinem Jammerkreuz, blutrünstger Christe,
Verzeih mir's Gott, es regte sich der Iste.»

Mit unerhört kühner Empörung macht sich Goethe einen Reim auf den alten Erbstreit um den Menschen zwischen Natur und Moral! Die Würde des Mannes bäumt sich in ihm gegen eine verkehrte Moral auf, die das Gute nur in der Feindschaft gegen das Natürliche sieht, die das Beste im Menschen – die Natur und den Geist – gleichermaßen verteufelt: «Natur ist Sünde, Geist ist Teufel» (*Faust*). Dem entseelten «Jesus» der Kirche, der vom «Christus» nur den leeren Namen geerbt hat, stellt Goethe die strotzende Kraft der «männlichen Sexualität» (S. 47) entgegen. Und das in einer Zeit, wie das erwähnte autobiografische *Tagebuch* dokumentiert, wo der Mann noch die besänftigende Liebestherapie einer Frau erleben durfte, bei der so stark «der Waagebalken nach dem Himmel» (S. 48) ausschlug, dass sie im Anblick der stolzen Mannespracht sanft einschlief.

Wie aber im Mannesalter die männliche Seele, so war im Alter bei Goethe die weibliche Seele führend. Sein hundertjähriger Faust wird von Gretchen, vom Ewig-Weiblichen, in den Himmel aufgenommen – ein ungemeiner Affront gegen das traditionelle Christentum, das den Menschen, der mit dem Teufel einen Pakt schließt, schnurstracks in die

Hölle, zum Teufel schickt. Das ist aber für Goethe derselbe Mensch, den die christliche Osterglocke vor dem Selbstmord bewahrt, der in der Treue zur Erde seine Auferstehung erlebt: «Die Träne quillt, die Erde hat mich wieder» (*Faust*).

So kann es diesem weltgewandten Goethe nicht ganz wohl zumute gewesen sein bei seinem *Faust*-Menschen, der nicht im Leben, sondern erst nach dem Leben, der nicht auf der Erde, sondern fern von der Erde den Himmel findet. Und so erklärt sich, dass Rudolf Steiner beim Entstehen der Geisteswissenschaft, beim Einführen des Geistes in alle Bereiche des Lebens, wieder und wieder an Goethe anknüpft.

Die moderne Geisteswissenschaft und Rudolf Steiner

Es ist nicht leicht, im Zeitalter des Materialismus auf die Wissenschaft vom Geist, auf die Anthroposophie, hinzuweisen. Die hier gedruckten Texte sind nur ein kleiner Ausschnitt, nicht gleich die *Geheimwissenschaft im Umriss*, aber sie sprechen eine deutliche Sprache für den, der sich ihnen ohne Vorurteil nähert. Man muss nicht auf Anhieb alles verstehen, man braucht nur die Ehrlichkeit, sich zu gestehen: Kein Mensch kann solche Inhalte zur Sprache bringen, ohne die unmittelbare Wahrnehmung im Übersinnlichen zu haben, von der in der «Einleitung» (S. 72-84) die Rede ist.

Der gesunde Verstand kann dann auch die weitere Überlegung anstellen: Kein Mensch kann aus eigener Kraft in der

Fortsetzung S. 159

Im Gefühle der Bedürftigkeit DEINER Gnade,
Christus-Licht der Welt, harre ich
nach Kräften
öffnend der Seele Pforten
DEINER Erleuchtung.
Still in mir will ich sein
und DIR danken DEINER Gabe
und sie geben
als DEIN Geschenk an Menschen.
Werkzeug DEINES Wortes
will ich sein
mit meiner Seele
besten Kräften
echten Tiefen
stillsten Ehrfurchten.

Mitte der Entwicklung deren Endzustand darstellen, in dem der Mensch als Geist in einer Welt von Geistern lebt. Der Vergleich mit der ersten Ankunft des Weltdenkers kann einen überzeugen, wenn man beim Vergleichen auch den wesentlichen Unterschied beachtet. Damals ging es um eine Menschwerdung im physischen Körper, die den Sinn hatte, die Wandlung des Blutes zu vollziehen. Bei der «Wiederkunft» geht es hingegen um die Wandlung des Bewusstseins.

Die Wandlung des Blutes konnte nur der Weltheiland durch seine Verkörperung, durch die Erfahrung des Todes herbeiführen. Die Wandlung des Bewusstseins muss aber jeder Mensch selbst in Freiheit vollziehen – durch mehrmalige Verkörperung, im Streben danach, kraft des Denkens immer mehr zum Geist zu werden. Bei seiner Wiederkunft verkörpert sich nicht der Weltdenker ein zweites Mal, sondern er «durchseelt» (S. 98) das Bewusstsein eines Menschen und holt mit ihm die Geisteswissenschaft auf die Erde. Damit wird die Geisteswissenschaft allen Menschen als Wahrnehmung zugänglich gemacht – als Werkzeug zur Wandlung des Bewusstseins. Mit der Anthroposophie, die auf der Erde da ist, kann jeder Mensch auf seine Art frei umgehen, sie aber erst hervorbringen, ist eine ganz andere Sache.

Der Spruch: «Im Gefühle der Bedürftigkeit …» (S. 158) ist so geprägt, dass er ganz und gar auf das Leben und auf die Aufgabe Rudolf Steiners bezogen werden kann. In ihm ist auch eine ernste Mahnung enthalten, die unserer materialistischen Zeit gilt. Rudolf Steiner schreibt mit starker Betonung («DEINER...DEINER...DIR...DEINER...DEIN...DEINES»): Die Anthroposophie ist eine «Gabe» des Weltdenkers; er ist ihr Urheber – und der Mensch ist das «Werkzeug», das sie in menschlichen Gedanken und Worten ausdrückt:

> «Still in mir will ich sein und DIR danken DEINER Gabe und sie geben als DEIN Geschenk an Menschen. Werkzeug DEINES Wortes will ich sein ...»

Das geeignetste «Werkzeug» für die Erschaffung der Anthroposophie ist ein Mensch, der die Entwicklung des Denkens bis zum Schreiben der *Philosophie der Freiheit* gebracht hat. Dieser kann alle Imaginationen, Inspirationen und Intuitionen, die dem Menschen nur als «Gnade» von oben zukommen können, mit dem Denken so durchdringen, dass sie allgemein verständlich ausgedrückt werden. Rudolf Steiner betont, dass der Empfänger dieser Gnade nichts davon hat für die eigene individuelle Entwicklung. Wie alle anderen Menschen hat auch er davon nur das, was er kraft des Denkens in sich zum Leben bringt. Der Anthroposophie gegenüber sind *alle* Menschen gleichgestellt. Ihr Entstehen dient dem Einzelnen nur insofern er der ganzen Menschheit angehört.

Aber im Zeitalter des Materialismus ist es nur zu verständlich, wenn die Menschen ein zweites Mal das «Werkzeug» des Weltdenkers, den sinnlich wahrnehmbaren Menschen, in den Vordergrund stellen und ihn, den wahren

Urheber der Anthroposophie, in den Hintergrund drängen oder gar ignorieren. Der Mensch Rudolf Steiner steht dann als eigentlicher Urheber der Anthroposophie da – und eine zweifache Tragik ist für die Menschheit die Folge.

Die eine Tragik liegt in einer Art Vergöttlichung Rudolf Steiners, die ihm eine Schöpfung zuschreibt, die der Mensch als solcher gar nicht vollbringen kann. Man sieht in Rudolf Steiner einen Menschen, der sich an den Endzustand der Erdentwicklung versetzt hat, ohne deren zweite Hälfte, die noch bevorsteht, Schritt für Schritt durchlebt zu haben. Und weil er etwas vollbracht hat, was kein anderer vollbringen konnte, sind nach dieser Auffassung nur ganz wenige Auserwählte willig oder fähig, in seine Fußstapfen zu treten.

Vom Weltdenker wird aber berichtet, dass er alle Menschen als gleichwertig sah. Mit denen, die als minderwertig gelten – die Armen und die Kranken, die Sünder und die Zöllner –, pflegt er besonderen Umgang. Auch dem Verräter wäscht er die Füße, weil er meint: Ohne Erlösungsbedürftige gäbe es keinen Erlöser. Sein Vermächtnis lautet: Was ihr dem geringsten meiner Brüder getan habt, das habt ihr mir getan! Seine schönsten Märchen, die Gleichnisse, hat er den kleinen Leuten erzählt. Und ist es nicht ein verkehrtes Christentum, das den Sohn seines Gleichnisses, der im Verlassen des Vaters sich selbst findet, als «verlorenen Sohn» verdammt – und das Schaf, dem die Freiheit teurer ist als die Herdenimmunität, als «schwarzes Schaf» beschimpft?

Die andere Tragik entsteht, wenn man von der Anthroposophie nur das gelten lassen will, was jeder Mensch hervorbringen kann. Man bedenkt dabei nicht, dass es nur eines gibt, was der Mensch tätig hervorbringen kann: nur das Denken. Nichts kann dem Denken gleichgestellt werden:

> «Zwei Dinge vertragen sich nicht: tätiges Hervorbringen und beschauliches Gegenüberstellen. Das weiß schon das erste Buch Moses.» (*Die Philosophie der Freiheit,* Kap. III.)

Die Welt, die erste Schöpfung, von der im 1. Buch Mose die Rede ist, ist da. Sie kann nicht ein zweites Mal geschaffen werden. Die Anthroposophie ist auch da, sie kann ebenso wenig ein zweites Mal hervorgebracht werden. Wer es menschenunwürdig findet, Rudolf Steiner irgendetwas zu glauben, der bedenkt nicht, dass gerade im Umgang mit der Anthroposophie der Glaube, kraft des Denkens, immer mehr in Erkenntnis verwandelt wird. Und was der Mensch mit dem Denken durchdringt, das bleibt ihm nicht äußerlich wie etwas, was er nur glaubt, sondern er macht es sich ganz zu eigen. Beide Schöpfungen sind nicht vom Menschen hervorgebracht, beide sind für das Menschendenken ein «beschaulich Gegenübergestelltes», aber durch das Denken kann sich der Mensch beide immer inniger zu eigen machen.

Was auch immer der Weltdenker dem «Werkzeug» Rudolf Steiner imaginativ zeigt, inspirativ erzählt oder intuitiv nahebringt – das ist alles für ihn nur Wahrnehmung, das ist alles keine Wirklichkeit, solange er es nicht mit dem Denken durchdringt. Und was auch immer Rudolf Steiner an Imaginationen, Inspirationen und Intuitionen anzubieten hat – das ist alles für den Leser ebenso nur Wahrnehmung, das ist alles ebenso wenig eine Wirklichkeit, solange es das schöpferische Denken nicht durchdringt.

Als Beispiel eines Versuchs, Inhalte der Anthroposophie mit dem Denken zu durchdringen, sei das «Fressen» an Lunge, Leber und Luftorganen und das «Ruinieren» des Blutes genommen (S. 104). Das Blut ist für das Ich wie ein Wohnhaus, das eine in sich geschlossene Formeinheit darstellt. Ein Haus kann im Laufe der Zeit zu einer «Ruine» werden. An der Ruine fehlt nichts vom Haus: Alle Bausteine sind da, nichts von den Materialien ist verloren gegangen. Aber die Ruine ist kein Haus, denn mit «Haus» ist die einheitliche Form gemeint – der formgebende Gedanke, der die Steine so anordnet, dass sie eine bewohnbare Einheit bilden. Das Blut «ruinieren» heißt, aus dem Blut die formenden Kräfte, die Gerinnungskräfte, austreiben, die aus ihm das in sich geschlossene Haus des Ich machen. Ein Ich mit ruiniertem Blut ist ohne Wohnhaus. Es löst sich in der Welt auf.

Das in Bezug auf das Ich, auf den Geist des Menschen. Anders ist es mit seiner Seele, mit dem «Astralleib». Hier tritt das Ich in rhythmische Wechselwirkung mit dem Ich des anderen im sozialen Leben. «Die unsoziale Empfindung» (S. 104) bewirkt, dass die Gemeinschaft, statt das

Ich stärker zu machen, ihm Kräfte «frisst» oder raubt, und dass das Ich, statt die Gemeinschaft zu bereichern, sie ausbeutet. Im Sozialen kann nicht von einem «Ruinieren» die Rede sein. Hier liegt das Phänomen vor, dass jede Seite der anderen etwas wegfressen kann, sie ärmer machen kann. So führt Rudolf Steiner aus: «Die unsoziale Empfindung», das Aneinander«fressen», ist «die geistige Ursache» (S. 19) des physiologischen Fressens «an den Luftorganen».

Was diese dreifache Art des «Fressens» angeht, kann jeder aus dem gesunden Verstand dem Menschen, mit dem er den Alltag verbringt, sagen: An deiner Lunge, an deiner Leber, an deinen Luftorganen habe ich auch lange Zeit mitgewirkt. Ich komme in diesem Leben wieder zu dir, um die «Kümmernisse» zu verscheuchen, die von der Einsamkeit kamen, die ich dir in meinem Streben nach Freiheit beschert habe. Deine Leber ist fast ganz zerfressen von den Neidgefühlen, die an dir genagt haben, weil ich das Beste immer nur für mich in Anspruch genommen habe. In meinem Streben nach Selbstverwirklichung habe ich gar nicht gemerkt, dass die von mir verursachte unsoziale Empfindung an deinen Luftorganen immer weiter gefressen hat.

Und was dein Blut betrifft, so habe ich auch Tag um Tag, Leben um Leben zu seiner Ruinierung kräftig beigetragen. Der Materialismus – «die Empfindung von der Zwecklosigkeit des Daseins» (S. 104), die Abstumpfung gegen den Ruf des Geistes – ist auch mir in Fleisch und Blut übergegangen. Ich komme zu dir, um dir alles zurückzugeben, was ich dir genommen, was ich von dir bekommen habe. Unsere menschliche Liebe kann immer nur eine Gegenliebe sein: die Dankbarkeit für die unzähligen Gaben, die wir auf dem langen Weg hinunter zur Erde empfangen haben. Wie die Liebe zur Freiheit uns immer weiter getrennt hat, so kann die Freiheit der Liebe uns immer inniger verbinden.

Solche Versuche, Inhalte der Anthroposophie mit dem «Alltagsbewusstsein» (S. 103) zu verstehen, machen deutlich, dass alles nur ein Stammeln ist, verglichen mit der ursprünglichen Schöpfung, durch welche die Anthroposophie vom Weltdenker selbst hervorgebracht worden ist. Aber auch das andere wird immer klarer: Im denkerischen Umgang mit der Wissenschaft vom Geist kann der Mensch immer mehr zum Geist werden. Anhand der sinnlichen Wahrnehmung verwandelt das Denken die Welt in Geist, aber anhand der geistigen Wahrnehmung – im Umgang mit der Anthroposophie – verwandelt das Denken den Menschen selbst in Geist.

Und was ist *notwendig,* um den Materialismus zu überwinden? Notwendig ist vor allem anderen, dass es ihn gibt, dass er in einem steckt! Nur das materialistisch gesinnte Bewusstsein, das über den Geist ganz und gar unwissend ist, kann der Ausgangspunkt der Geistwerdung des Menschen sein. Die entwicklungsnotwendige Entfremdung vom Geist hat den Körper immer schwächer und die Seele immer ängstlicher gemacht, wozu auch die Schwäche und die

Angst vor dem Virus gehören. Die Lösung kann nur die Überwindung des Materialismus sein: durch eine Geisteswissenschaft, die den ganzen Menschen – Körper, Seele und Geist – immer stärker macht.

So weist die Anthroposophie den Arzt für den Umgang mit dem Körper auf die kurzfristige Wirkung des Antimons als wägbares Mineral hin – zur Stützung der Gerinnungskräfte des Blutes im Kampf gegen den Virus. Den Menschen selbst aber weist sie hin auf die langfristige Therapie durch das «Phantom des Antimons», auf die unwägbaren Antimonkräfte, die als formende Kräfte im ganzen Kosmos walten. Diese wirken im Menschen als Liebeskräfte, die das Blut immer ätherischer und den Menschen immer geistiger werden lassen. Eine solche Vergeistigung des Menschen wird von dem «Christus» (s. S. 93-98) ermöglicht, von dem Weltdenker, der mit seinem Tod zum Weltheiler geworden ist.

Im Angesicht des durch die Corona-Maßnahmen und durch die Impfung verursachten Leidens unzähliger Menschen und der zunehmenden Spaltung der Gesellschaft seien hier Gedanken Rudolf Steiners über den Fanatismus der Wissenschaft angeführt, die dem Menschen den Zugang zur Geisteswissenschaft versperrt. Es sind Worte, die Rudolf Steiner nicht zufällig im selben Vortrag geäußert hat, in dem er am 10. Oktober 1921 über das Fressen an den Luftorganen und über die Ruinierung des Blutes gesprochen hat:

«Ich sage mit vollem Bewusstsein: Der Intellektualismus ist der Vater des Fanatismus. Denn in keiner Religionsgemeinschaft gab es jemals einen so großen Fanatismus wie bei den modernen Wissenschaftsgemeinschaften. Man muss nur all das kennen, was durch solche Strömungen pulst. Man muss kennen, wie weit entfernt vom Zugestehen der Infallibilität (Unfehlbarkeit) an den römischen Papst derjenige ist, der unbesieglich an die Infallibilität des Professors oder gar des Abstraktums ‹moderne Wissenschaft› glaubt. Der Glaube an diese Infallibilität ist so groß, weil man sich gar nicht bewusst ist, dass er überhaupt vorhanden ist, weil man den Glauben daran für eine Selbstverständlichkeit hält. Man bemerkt gar nicht, dass man auf diesem Gebiet in dem Maximum des Fanatismus steckt.»

Ist es nicht eine Übertreibung, die Wissenschaft eines «Maximums des Fanatismus» zu bezichtigen? Es ist oben (s. S. 145) auf das Projekt der WHO hingewiesen, das sie «Editierung des menschlichen Genoms» nennt. Das Vorhaben, mit Ignorierung des Geistes die Keimkräfte des Menschen durch Impfung zu ändern, als Fanatismus zu bezeichnen, kann nur als Untertreibung gesehen werden. Die heutige Sprache hat keine Worte, um solche Abgründe adäquat zu bezeichnen. Nie zuvor haben Menschen so unmittelbar unter der Führung von Geistern gedacht und gehandelt, deren Aufgabe es ist, überall an der Zerstörung von Leben zu wirken.[13]

Der zweite Vortrag, der auf das bedeutsame Phänomen des Bluters hinweist, kann als Hilfe zum Verstehen des Fanatismus der heutigen Wissenschaft dienen. Im Anhang – «Zum Bluter-Rätsel» (S. 179ff.) – sind zusätzliche Texte gedruckt, die der Frage nachgehen: Woher kommt es, dass die Tochter eines Bluters von der Bluterkrankheit unberührt bleibt, einen Nichtbluter heiratet, und ihr Sohn die Krankheit erbt, die Tochter nicht? Ist es da nicht offensichtlich, dass Vater und Mutter nicht alles erklären, was im Embryo vorgeht? Liegt es nicht auf der Hand, dass der eine Menschengeist ganz andere Kräfte als der andere für die Gestaltung seines Körpers «von außen» mitbringt, wie Aristoteles sagt (s. Fußnote S. 189)? In dem Unwillen, die eigene Grenze, die eigene Unwissenheit einzugestehen, liegt der Fanatismus von Wissenschaftlern, die vom Geist keine Ahnung haben, aber so tun, als ob sie allwissend wären.

13 Im Vortrag vom 22. Okt. 1920 spricht Rudolf Steiner von führenden Menschen im Westen, in denen übermenschliche Geister wirken, die im Umgang mit den Naturkräften mehr wissen und mehr können als der Mensch (s. Rudolf Steiner, *Gibt es eine* Geisteswissenschaft? – auch in GA 200). Beim Entstehen einer Pandemie und bei der Herstellung von Impfstoffen bleiben solche Geister nicht bloße Zuschauer – ebenso wenig wie der Mephisto bei der Erzeugung des Homunkulus. Nur wird im Labor nicht ein Mensch wie in der Natur, sondern ein künstliches Menschlein hervorgebracht. Von Tag zu Tag mehr wird in der heutigen Menschheit Goethes warnende Dichtung zur bedrückenden Wahrheit.

Der östliche Mensch hatte einst die Wirklichkeit des Geistes. Er hat sie heute nicht mehr, und in seiner Trauer um die alten, verlorengegangenen Geistesschätze wird er oft zum Gazellenmenschen. Der westliche Mensch fängt heute erst an, die Welt der Materie zu erobern, und er wird in seiner Tücke immer mehr zum Löwenmenschen. Im alten Osten war der Mensch für seine Weisheit etwas wert, im Westen gilt er nur aufgrund seines Könnens. Ihn interessiert nicht, was ein Mensch weiß, sondern nur, was er kann. Wie der Osten einst den Weisen, den Meister des Geistes, so gebiert heute der Westen den Techniker, den Fachmann der Materie.

Und zwischen dem östlichen Weisen und dem westlichen Macher herrscht in der Mitte der Wissenschaftler, der kantisch darüber nachdenkt, dass er in seinem Bewusstsein weder die Wirklichkeit des Geistes noch die der Materie haben kann. Er spinnt die Ideologie vom unerkennbaren «Ding an sich» sowohl des Geistes als auch der Materie. Und weil seine Ideologie die einzige «Wirklichkeit» ist, die er hat, klammert er sich fest an sie und verliebt sich in sie geradezu eifersüchtig. Er erlebt die Wissenschaft wie eine Religion und wird fanatisch in ihrer Verteidigung.

So wird die religionsfreie Wissenschaft des Darwinismus, vom Westen nach Deutschland importiert, bei Ernst Haeckel zu einem eifernden Religionssystem. So macht Karl Marx aus der Wirtschaft des Westens eine Ideologie, deren Kerngedanke, dass der Gedanke keine lebensprägende

Wirklichkeit ist, in Europas Mitte das Leben des Proletariats zutiefst geprägt hat. So besteht der Steiner-Herausgeber Christian Clement darauf, dass sämtliche geistige Wesen, von denen in der Anthroposophie die Rede ist, nur in der blühenden Fantasie Rudolf Steiners ihr Schattendasein haben.

Und so macht der Wissenschaftsfanatismus der Mitte aus dem kaltblütigen Impfdiktat der westlichen Macht die Staatsräson einer tyrannisierenden Politik (s. S. 141).[14] Wie vorausschauend sagt Rudolf Steiner im öffentlichen Vortrag am 6. März 1909 (s. Rudolf Steiner, *Gesundheit*, S. 9-10):

> «Was würde der Menschheit bevorstehen, wenn man … die Bazillenfurcht … ausnützen würde und Bestimmungen gesetzlicher Art für die Bekämpfung der Bazillen schaffen wollte? … Gesetzliche Bestimmungen könnten zu unmöglichen Zuständen, zu einer unerträglichen Tyrannei führen.»

Sind es nicht «unmögliche Zustände», die wir in der Corona-Zeit erleben? Ist nicht der unablässige Druck zur Impfung

---

14 Prof. Giorgio Agamben nennt am 7.10.2021 in einer Rede an den italienischen Senat die Diskriminierung der Nichtgeimpften «eine rechtliche Ungeheuerlichkeit» (una vera e propria mostruosità giuridica):

> «Kann man sich eine rechtlich und moralisch anormalere Situation vorstellen? Wie kann der Staat diejenigen, die sich gegen eine Impfung entscheiden, der Verantwortungslosigkeit bezichtigen, wenn es derselbe Staat ist, der als erster formell jede Verantwortung für die möglichen schwerwiegenden Folgen der Impfung ablehnt?» (Übers.: *corona-transition.org*, «Giorgio Agamben: ‹Grüner Pass› schaffe Bürger zweiter Klasse wie einst die Nichtarier»).

eine «unerträgliche Tyrannei», die zur fortschreitenden Diskriminierung der Nichtgeimpften führt? Werden nicht in den zahllosen Löwenmenschen der «Fanatismus» der Wissenschaft und die «Tyrannei» der Politik vereint, um mit dem 5G-Mobilfunk an einem Maschinenmenschen im Nervensystem zu basteln und mit der Impfung einen Tiermenschen im Blutsystem zu züchten?

Wenn die Geimpften das Recht auf ein Leben haben, dem die Nichtgeimpften fernbleiben müssen, haben die Nichtgeimpften selbstverständlich das gleiche Recht auf ein Leben, von dem die Geimpften sich fernzuhalten haben. Nur müssen sie selbst dieses alternative Leben zustande bringen.[15] Und das ist nur möglich, wenn sie in ihrem Inneren eine Alternative zum Materialismus schaffen. Wenn sie innerlich unverändert bleiben, können sie nur eine schlechtere Kopie des Lebens machen, das sie verlassen. Wenn jemand fragt, welche Chance eine zeitgemäße Geisteswissenschaft in einem öffentlichen Leben hat, das der Fanatismus der Wissenschaft und die Tyrannei der Politik diktatorisch bestimmen, kann ihm nur geantwortet werden: Jeder Änderung des äußeren Lebens muss eine Bewusstseinswandlung vorangehen. Auch die Chancen einer Wissenschaft vom Geist

15 Es sagte einmal der Bauer dem jungen Sohn: Mit dem Mächtigen wirst du nur fertig, wenn du gute Beine hast. Leute mit schlechten Beinen müssen mal ducken, mal kriechen. Wer aber gute Beine hat, der duckt nicht, der kriecht nicht, der geht. Die besten Beine hat der vor 2000 Jahren gehabt: Wo es brenzlig wurde, hat er sich aus dem Staub gemacht; wo seine Stunde kam, ist er gegangen.

hängen ganz und gar vom Geist des Menschen ab. Und dieser Geist hat heute die allerbesten Chancen, wenn er nur von seinem gesunden Verstand den richtigen Gebrauch macht.

Die menschlichen Denkkräfte sind heute so weit entwickelt, dass jeder sich einen Überblick über die Entwicklung der Menschheit verschaffen kann. Jeder kann sich sagen: Die heutige Weltlage ist vom Materialismus geprägt, aber der tiefere Materialismus liegt nicht in der äußeren Lebensweise, auch nicht in der rein theoretischen Verneinung des Geistes, sondern im Mangel an Interesse am Geist, in der inneren «Unempfindlichkeit gegenüber dem Worte, das von Geistigem offenbart» (S. 104). Nicht derjenige ist heute ein «geistiger» Mensch, der den Geist hat, sondern derjenige, der merkt, dass er den Geist *nicht* hat – der den Geist entbehrt und anfängt, nach dem Geist zu streben.

Auf dem Weg zum «Phantom des Antimons»

Die Frage wird für den heutigen Menschen immer wichtiger: Wie kann ich sowohl das Löwen- als auch das Gazellendasein vermeiden? Wenn der Weltdenker ein «logischer» Weltlenker ist, muss er die zwei Ab- und Irrwege nur als notwendige Gegenkräfte für den freien Menschen gedacht haben, der geradeaus den richtigen Weg gehen will.

Nach dem richtigen Weg gefragt – so muss der gesunde Menschenverstand weiter annehmen –, wird der Weltdenker nur antworten können: Gerade für die Zeit des Krieges zwischen den Löwen- und den Gazellenmenschen habe ich als Ergänzung zur Naturwissenschaft eine Geisteswissenschaft geschaffen. Sie ist als geistige Impfung gedacht, als seelische Kraftzufuhr, die auch das Immunsystem des Körpers stärkt. Die Corona-Krise, die jeden immer wieder in sein Kämmerlein einsperrt, kann als goldene Gelegenheit aufgefasst werden, auch im inneren Kämmerlein Einkehr zu halten.

Wir Menschen kennen heute vom unerschöpflichen Reichtum der menschlichen Liebe fast nur noch die «Sexualität» (S. 47). Dies ist unserer Männerkultur zu verdanken, in der es immer weniger «Frauen» im guten alten Sinne gibt. Aber nur dank der Tatsache, dass der männliche Materialismus das Weibliche ganz verdrängt hat, kann das Weibliche zur Errungenschaft der Freiheit werden. Gerade der Mensch, der von allen guten Geistern verlassen ist, hat die Möglichkeit, frei und auf eigene Weise nach dem Geist zu streben. Neben dem Löwenmenschen, der vom Körper wie besessen ist, und dem Gazellenmenschen, der den Körper nur verlassen will, kann der gesunde Mensch die Kunst üben, mit dem Körper wie mit einem Musikinstrument umzugehen, auf dem seine Seele die schönsten Melodien erklingen lässt, mit dem sein Geist «immer strebend sich bemüht» (*Faust*).

Derselbe Goethe, der im Mannesalter seiner Empörung gegen das kraft- und sinnlos strömende Blut freien Lauf gelassen hatte, erinnert sich im Alter (s. *Dichtung und Wahrheit,* III. Teil, 15. Buch), dass er in jungen Jahren den «Ewigen

Juden» dichten wollte. Das ist Ahasver, auch ein Faust-Mensch, in dessen Brust die eine Seele sich nach dem Weltdenker sehnt, die andere ihn trotzig von sich weist. Als dieser vor seinem Tod das Kreuz trägt, so erzählt die christliche Legende, trocknet ihm die Veronika – die blutflüssige Frau! – mit einem Tuch das Blut vom Gesicht. Und indem sie das Tuch emporhebt, zeigt sich darauf nicht das blutüberströmte Gesicht eines Leidenden, sondern das verklärte Antlitz des Auferstandenen, wie ein Phantom des Antimons.

Fasziniert von dieser Legende lässt Goethe in seinem *Ewigen Juden* Jesus unter der Last des Kreuzes vor Ahasvers Haustüre zu Boden fallen. Und er schreibt weiter:

> «… im Augenblicke bedeckt die liebende Veronica des Heilands Gesicht mit dem Tuche, und da sie es wegnimmt, und in die Höhe hält, erblickt Ahasverus darauf das Antlitz des Herrn, aber keineswegs des in Gegenwart Leidenden, sondern eines herrlich Verklärten und himmlisches Leben Ausstrahlenden. Geblendet von dieser Erscheinung wendet er die Augen weg, und vernimmt die Worte: ‹Du wandelst auf Erden, bis du mich in dieser Gestalt wieder erblickst.› … Unruhe und Sehnsucht treiben ihn fort, und er beginnt seine Wanderung.»

«Veronica» heißt wahre Ikone, wahres Gesicht. Sie ist die Seele des Menschen, die im wiederkehrenden Wandeln auf der Erde das irdisch-kraftlose, blutüberströmte Gesicht des

Menschen in das Gesicht des auferstandenen Weltdenkers, des «herrlich Verklärten und himmlisches Leben Ausstrahlenden» (Goethe) verwandelt. Der zweite Vortrag gipfelt im Übergang von der Natur- zur Geisteswissenschaft, indem er auf die «alten Ärzte» (S. 71), auf die christlichen Alchemisten, hinweist, die das Phantom des Antimons noch schauen konnten. In der Legende der Veronica, der der Weltarzt den Blutfluss getrocknet und die Gerinnungskräfte des Antimons restauriert hat, haben sie ineinandergewoben das Bild vom Blut, das ohne Gerinnungskräfte zerfließt, und das Phantom des Antimons, das das Blut zur Menschenform gerinnen lässt.

In den «Klassenstunden» hat Rudolf Steiner einen Meditationsspruch geprägt (s. S. 177), der dazu führen kann, den «Tempel» des Ich (S. 177 unten) zu schauen. Der Tempel des Ich – das ist das Phantom des Antimons! Die Alten haben den Körper einen Tempel der Götter genannt, weil er als Ebenbild des großen Tempels des Weltdenkers gebaut ist, der die ganze Welt umfasst. Wie sein Tempel aus drei Systemen besteht – aus dem Sternen-, dem Sonnen- und dem Erdsystem –, die wie im Atmungsrhythmus zusammenwirken, so besteht der Tempel des Menschen aus dem Nerven-Sinnes-, dem Rhythmus- und dem Gliedmaßen-Stoffwechselsystem. Und der Mensch ist dazu berufen, in diesem Körpertempel immer mehr zu einem göttlichen Geist zu werden.

«Welten-Sternen-Stätten ...»: Mit einem solchen Spruch kann man ein ganzes Leben umgehen. Der Meditieren-

Götter, Geister, Schöpfer – im Tempel des Ich
▪ *«Götter»* sind Geister des «Himmels». Im Tempel des Körpers wirken sie durch das Nerven-Sinnessystem (das Denken). ▪ *«Geister»* sind Engelwesen, die im Atmungsrhythmus zwischen Himmel und Erde leben. Im Tempel des Körpers wirken sie durch das Rhythmussystem (das Fühlen). ▪ *«Schöpfer»* sind Geister der «Erde». Im Tempel des Körpers wirken sie durch das Stoffwechselsystem (das Wollen).

de kann, wie die blutflüssige Frau, die Samariterin und die Magdalena, mit dem Weltdenker ins Gespräch kommen. Im Zeitalter des Materialismus ist dieser Geist in Misskredit geraten, der aufgeklärte Bürger geniert sich, ihn auch nur zu erwähnen. Aber das hindert einen nicht, im stillen Kämmerlein an seine christlichen Vorfahren zu denken, die auf diesen Geist die allergrößten Stücke gehalten haben. Der Schreiber dieser Zeilen hat noch Bauerneltern gehabt, denen der «Christus» mehr Kraft für das Leben gab als das karge Brot.

Der Weltdenker selbst kommt dem zu Hilfe, der mit diesem Spruch lebt. In seinem kosmischen Atmungsrhythmus hat er zwischen dem Licht der himmlischen Weisheit und der Wärme der irdischen Liebe ein ganzes Sonnensystem geschaffen. Die Allmacht seines himmlischen «Vaters» – von dem er im Johannes-Evangelium nie müde wird zu reden –, und dessen Liebe zum irdischen Menschen werden durch die Sonne so «auseinandergehalten» (S. 16) und in Wechselwirkung gebracht, dass sie sich gegenseitig fördern.

Im Sonnensystem wird zwischen Himmel und Erde eine dritte Sphäre durchschritten: eine Sphäre der inneren Um-

Fortsetzung S. 178

«Phantom des Antimons» (S. 71), Tempel des Ich

WELTEN-STERNEN-STÄTTEN,
Götter-Heimat-Orte!
Spricht in Haupteshöhe
Menschen-Geistes-Strahlung
Das «Ich bin»:
So lebet Ihr im Erdenleibe
Als Menschen-Wesenheit.

WELTEN-SONNEN-KREISE,
Geister-Wirkens-Wege!
Tönt in Herzensmitte
Menschen-Seelen-Weben
Das «Ich lebe»:
So schreitet Ihr im Erdenwandel
Als Menschen-Schöpferkraft.

WELTEN-GRUNDES-MÄCHTE,
Schöpfer-Liebes-Glänzen!
Schafft in Leibesgliedern
Menschen-Wirkens-Strömung
Das «Ich will»:
So strebet Ihr im Erdenwerke
Als Menschen-Sinnes-Taten.

Der Tempel wird um den
Menschen auferbaut

kehr, in der jede Seite sich aus Liebe zurücknimmt, um der anderen Platz zu machen. So verzichtet der göttliche Vater auf Allmacht und wirkt im Sohn mit der Wärme der Liebe. So verzichtet der Sohn darauf, kraft der sinnlichen Wahrnehmung eine äußere Autorität zu sein, und wirkt innerlich in der Erfahrung des Denkens als heiliger Geist der Freiheit.

Im Meditieren kann der Mensch auch lernen: Im Sozialen strebt die Menschheit danach, die individuelle Freiheit und die gemeinschaftliche Solidarität so «auseinanderzuhalten», dass sie sich gegenseitig fördern. Der Mensch will lernen, der Gemeinschaft zuliebe seinen Egoismus zu überwinden – und die Gemeinschaft soll lernen, aus Liebe zum einzelnen Menschen auf Macht zu verzichten. Auch der soziale Organismus lebt nur gesund, wenn er dreigliedrig ist: Wenn, im Rechtsleben, der «Freiheit» und der «Brüderlichkeit» gleiches Gewicht verliehen wird.

Im Erleben von Mensch und Welt geht es immer um eine Dreiheit. Es sind immer zwei Gegensätze, die im Atmungsrhythmus, in der Abwechslung, so «auseinandergehalten» werden sollen, dass sie sich gegenseitig dienen. Es spielt dabei keine Rolle, ob jemand schon jahrelang mit einem Spruch umgeht oder erst jetzt den Anfang macht. In der 9. «Klassenstunde» sagt Rudolf Steiner: «Aus diesen drei inneren Erlebnissen werden wir immer mehr dazu kommen … den Anfang damit zu machen, in die geistige Welt einzutreten. Und diesen Anfang kann heute jeder Mensch machen.»

Anhang
Zum Bluter-Rätsel

1. Vererbung, Bluterkrankheit und Sozialmedizin
(aus einem Vortrag vor Arbeitern am 3. Februar 1923)

«Die weibliche und die männliche Natur sind sehr verschieden voneinander.

Die weibliche Natur hat mehr das flüssige Element in sich. Sie ist mehr zugänglich für alle äußeren Einflüsse, weil sie flüssiger ist. Die männliche Natur ist weniger für die äußeren Einflüsse zugänglich, weil sie mehr Gewicht auf das Feste im Menschen legt.

Sodass wir sagen können: Man kommt bei Krankheiten wie die Bleivergiftung der weiblichen Natur mehr bei, wenn man weniger Silber gibt. Der männlichen Natur muss man mehr Silber geben, weil sie schwer flüssig zu machen ist. Man muss auf all das im Menschen ein großes Gewicht legen; erst dadurch kommt man zu einem wirklichen Verständnis des Menschen. Sie sehen also, jede Substanz hat auf den Menschen einen ungeheuer starken Einfluss.

Das alles hängt aber wiederum mit der Beziehung zwischen Männlichem und Weiblichem zusammen, die sich in den Vererbungsverhältnissen ausdrückt. Und diese Vererbungsverhältnisse sind außerordentlich kompliziert.

Wie kompliziert die Vererbungsverhältnisse sind, das können Sie daran sehen, dass es eine Krankheit gibt – man nennt sie die Bluterkrankheit –, die darin besteht, dass bei solchen Menschen das Blut nicht sofort gerinnt. Beim Menschen, der normal ist, gerinnt das Blut sofort, wenn es irgendwo an die Oberfläche kommt. Es wird gleich geronnenes Blut daraus. Das Blut ist leichtflüssig im Inneren des Körpers; gerät es aber an die Oberfläche, so wird es kompakt, fest. Es gerinnt.

Bei solchen Menschen, die die Bluterkrankheit haben, gerinnt das Blut nicht sofort. Es fließt flüssig aus einer kleinen Wunde heraus. Es kommt sogar bei solchen Blutern vor, dass das Blut durch die Haut dringt. Mit solchen Blutern ist es schwer, Operationen durchzuführen. Sofort, wenn man schneidet, dringt das Blut bei Blutern heraus.

Während bei anderen das Blut sofort etwas hart wird, bleibt es bei solchen bluterkranken Menschen flüssig, gerinnt nicht, und das bewirkt, dass sie sehr leicht verbluten können, wenn man an ihnen irgendetwas operiert. Bei denen, die die Bluterkrankheit haben, ist es außerordentlich schwer, eine Operation durchzuführen, ohne dass sie dabei verbluten. Alle Augenblicke sieht man, dass da oder dort bei solchen Leuten, die die Bluterkrankheit haben, Blut herausfließt.

Da gibt es etwas sehr Eigentümliches. Denken Sie sich, ein Mann hat die Bluterkrankheit. Er heiratet und bekommt eine Frau, die keine Bluterkrankheit hat. Er kann ganz gesunde Kinder bekommen, die gar keine Bluterkrankheit haben. Wenn er nur Knaben bekommt, so ist das nicht weiter schlimm, dann werden die Vererbungsverhältnisse nichts Schlimmes aufweisen.

Denken Sie aber, er bekommt ein Mädchen. Das Mädchen wächst heran, es hat keine Bluterkrankheit. Es heiratet dann einen ganz gesunden Mann und es entstehen Kinder. Diese können die Bluterkrankheit haben!

Sehen Sie, da liegt das Eigentümliche vor, dass die Bluterkrankheit sich nicht auf das weibliche Geschlecht überträgt, das heißt, die Töchter eines Bluters bekommen keine Bluterkrankheit. Aber die Kinder von diesen Töchtern, auch wenn sie ganz gesunde Männer, keine Bluter, heiraten, bekommen die Bluterkrankheit.

Da geht die Bluterkrankheit durch die Frau einfach durch. Sie überträgt sich auf die Nachkommen, ohne dass die Frau sie bekommt.

Also Sie sehen, in welch komplizierter Weise sich die Verhältnisse im menschlichen Körper mit den Vererbungsverhältnissen vermischen. Es ist daher höchst gefährlich, wenn die Tochter eines Bluterkranken heiratet, denn die Bluterkrankheit überträgt sich dann durch sie auf die Kinder, auch wenn sie selbst von der Bluterkrankheit ganz gesund ist. Das zeigt Ihnen, wie stark man auf solche Verhältnisse Rücksicht nehmen muss.

All diesen Dingen wird man beikommen können, wenn man die Medizin auf einen gesunden Boden stellt. Denken Sie einmal, man hat eine solche Tochter eines bluterkranken Menschen, und man greift gleich ein, indem man der Sache die richtige Aufmerksamkeit zuwendet. Wie kann man eingreifen?

Bevor eine solche Frau Kinder bekommt, kann man ihr «prophylaktisch», wie man das in der Medizin nennt, das heißt zur Vorsorge irgendein Bleiheilmittel beibringen. Man kann dafür sorgen, dass auch der Mann dieses Bleiheilmittel bekommt. Und man wird die Kinder davor schützen, die Bluterkrankheit zu bekommen.

Aber natürlich, wenn man die Medizin nur so verfahrend denkt, dass man immer nur sagt: Man wartet, bis eine Krankheit sich zeigt, und erst dann fängt man an zu heilen, dann nützt das nichts.

Die Medizin muss sozial werden. Die Medizin muss so werden, dass man auch Vorsorge trifft gegen das Entstehen von Krankheiten, die erst im Anzug sind. Das kann man nicht machen, wenn die heutigen Vorstellungen herrschen. Da suchen die Menschen natürlich nicht nach der Heilung einer Krankheit, die sie noch nicht haben, die sie aber durch die Vererbungsverhältnisse bekommen können.

Und insbesondere ist es wichtig, dass bei einer Schwangerschaft, bei der die Aussicht auf Bluterkrankheit besteht, während der Schwangerschaft irgendein Bleiheilmittel gegeben wird.

Das alles kann man aber nicht verstehen, wenn man nicht weiß, dass nur der feste Körper des Menschen physisch-materiell ist – nur der ist materiell. Sobald man an das Flüssige herankommt, wirkt darin eine viel feinere Substanz. Diese feinere Substanz hat man von altersher den «Äther» genannt.

Der Äther, der ist überall. Er ist feiner als alle übrigen Substanzen, feiner als Wasser, feiner als Luft, feiner sogar als die Wärme. Aber so wenig er in die festen Bestandteile des Menschen hineinkann, so wirksam ist er im Flüssigen des Menschen.

Und wie der Mensch im Flüssigen den Äther hat, so hat er im Luftförmigen das Seelische. In dem, was wir als Luft in uns tragen, haben wir das Seelische.

Wenn man das versteht, dass man in der Luft das Seelische hat, dann ist man sich auch klar darüber, dass man durch jeden Atemzug das Seelische ausatmet und in jeder Einatmung das Seelische wieder in sich aufnimmt. Sodass man durch das Seelische mit der ganzen Welt zusammenlebt.

Nur dadurch, dass in der neueren Wissenschaft keine Rücksicht darauf genommen wird, dass der Mensch auch einen luftförmigen Organismus hat, dadurch fällt den Leuten aus der wissenschaftlichen Betrachtung das Seelische ganz weg. Sie glauben, das wäre gar nicht da.»

* * *

2. «Die Bluterkrankheit geht durch die Frau durch»

(aus einem Vortrag in Dornach am 9. Oktober 1920)

«In der modernen medizinisch-naturwissenschaftlichen Anschauung spielt das Vererbungsproblem eine große Rolle. Aber dieses Vererbungsproblem wird in einer sehr abstrakten, äußerlichen Weise behandelt. Es wird durch die äußere Wissenschaft nur wenig mit dem in Zusammenhang gebracht, was im Menschenwesen wirkt.

Denn der Mensch ist aus der ganzen Welt heraus gebildet, die als irdische und als außerirdische Welt zu ihm gehört. Aber er ist auf verschiedene Weise herausgebildet – ich möchte jetzt etwas hinstellen, was aus einer reichen anthroposophischen Forschung gewonnen ist, was ich aber nur als Ergebnis hinstellen möchte.

Wir finden, dass der weibliche Organismus so aus der Natur und aus dem Kosmos herausgebildet ist, dass bei diesem weiblichen Organismus mehr jene Kräfte vorkommen, die weniger an die Kräfte der Erde gebunden sind. Beim weiblichen Organismus ist etwas stark Außerirdisches vorhanden. Beim männlichen Organismus sind vorzugsweise jene Kräfte entwickelt, die mit dem irdischen Leben zusammenhängen.

Das kommt im gewöhnlichen Leben nicht so stark in Betracht, aber es kommt bei dem sehr in Betracht, was Fortpflanzung ist.

Da handelt es sich darum, dass die Kräfte, die im weiblichen Organismus wirken und zur Fortpflanzung beitragen, die Übertragung dessen bewirken, was sich als Außerirdisches in die gesamte menschliche Wesenheit einorganisiert. Das aber, was den Menschen in die irdische Welt herunterholt, ist vorzugsweise im männlichen Organismus organisiert.

Betrachten wir das am Menschen, was durch seine Erdumgebung in ihm ist. Das Auffälligste, was durch seine Erdumgebung in ihm ist, ist die Ich-Tätigkeit. Diese Ich-Tätigkeit gibt der Erdentwicklung des Menschen ihren Sinn. Wir müssen uns von anderen Welten in die Erdwelt hereinentwickeln, um die Ich-Tätigkeit in unserem Geistig-Seelischen ausbilden zu können.

Wir haben schon darauf hingewiesen, dass die Ich-Tätigkeit an das Kräftegerüst gebunden ist, das durch das Blut vermittelt ist. So müssen wir sagen: Was vorzugsweise dem Blut einorganisiert ist und nach der irdischen Ich-Tätigkeit hin wirkt, das wird von der männlichen Persönlichkeit auf dem Weg der Fortpflanzung bewirkt. Was mehr vom Außerirdischen dem Menschen einorganisiert wird, was von der Ich-Tätigkeit erst noch durchzogen werden muss, das kommt mehr von der weiblichen Seite her.

Wir haben also Männliches und Weibliches auf verschiedene Weise in der Fortpflanzung zusammenwirken. Wir können erst dann richtige Begriffe von der Vererbung gewinnen, wenn wir das wissen.

Es wird zunächst von dem männlichen Einfluss der weibliche Same, der weibliche Keim berührt. Dieser weibliche Keim hat eine gewisse Selbstständigkeit im weiblichen Organismus.

Wenn wir einen ausgewachsenen weiblichen Organismus vor uns haben, wirkt in ihm das Außerirdische im übrigen Organismus. In dem Teil des weiblichen Organismus, der zur Keimbildung die Veranlassung gibt, wirkt das Außerirdische nicht mit – besonders nach der Konzeption wirkt es nicht mit. Sodass gerade der weibliche Keim, der durch die Konzeption gegangen ist, eine gewisse Selbstständigkeit hat. Was er als Vermittler der Ich-Tätigkeit bedeutet, überträgt er auf die Nachkommen selbstständig.

Wenn wir diese Dinge wissen, dann können wir sie so anwenden, dass uns die Erscheinungen in der Außenwelt entgegenkommen wie das illustrierend, was wir zuerst im geistigen Schauen gewonnen haben. Wir gewinnen im geistigen Schauen die Erkenntnis,

- dass im weiblichen Organismus das Außerirdische verankert ist,
- dass das Irdische, das an der Bluttätigkeit haftet, durch den männlichen Organismus vermittelt wird,
- dass durch diese Vermittlung der weibliche Eikeim eine gewisse Selbstständigkeit erlangt,
- dass durch die Befruchtung der weibliche Eikeim sich abgesondert vom übrigen, vom außerirdischen weiblichen Organismus entwickelt.

Einen solchen Vorgang, den wir zuerst geistig-seelisch erkennen, haben wir dann im Hintergrund, wenn wir eine so merkwürdige Erscheinung wie die der Hämophilen, der Bluter, erklären wollen.

Da tritt die merkwürdige Tatsache zutage, dass es Menschen gibt, die an einer mangelnden Gerinnung des Blutes so leiden, dass sie bei der geringsten Körperverletzung, oft ohne dass eine solche nachweisbar ist, reichlich Blut absondern und zum Verbluten neigen.

Diese Bluterkrankheit hat etwas höchst Eigentümliches in sich. Männer, die aus Bluterfamilien stammen, bekommen die Blutungen nicht, wenn sie von Frauen geboren werden, die nicht aus Bluterfamilien stammen. Sie bekommen sie als Männer nicht, diese Bluterkrankheit. Frauen, die aus Bluterfamilien stammen, bekommen nicht selbst durch Vererbung die Bluterkrankheit, aber wenn sie Nachkommen haben, dann bekommen die von ihnen abstammenden Männer die Bluterkrankheit.

Das heißt, die Bluterkrankheit geht durch die Frau durch. Das weist uns auf jene Selbstständigkeit des Keimes hin, von der wir eben gesprochen haben. Und es deutet uns die äußere Erscheinung wie illustrierend auf das hin, was wir durch Geistesschau gewinnen.

Wir haben heute nur erzählend einiges vorgeführt, was in der folgenden Richtung verläuft. Wir haben gezeigt, wie wir durch Geistesschau in das Wesen des Menschen, in das konkrete Wesen des Menschen, hineinblicken können, in seine Aufbau- und Abbauprozesse, in seine Gesundungs- und Erkrankungsprozesse, die in ständiger Wechselwirkung stehen und zwischen denen ein Ausgleich gesucht werden muss. Wir haben gezeigt, wie wir durch Geistesschau das Wechselverhältnis des Menschen mit seiner Umgebung finden können, wie wir dadurch die Brücke von der Physiologie und Pathologie zu der Therapie schlagen können.

Und ich habe veranschaulichen wollen an einem besonderen Beispiel – ich habe einen extremen Fall gewählt, den der Bluterkrankheit und den der Vererbungsverhältnisse bei der Bluterkrankheit –, ich habe veranschaulichen wollen, dass wir, wenn wir in der richtigen Weise die Natur anschauen in den Fällen, wo die Natur ihr offenbares Geheimnis enthüllt, dass wir überall die Illustration dessen bekommen, was wir erst geisteswissenschaftlich erkannt haben.

Sodass es den Einwand gar nicht gibt, der so lautet, dass der, der nicht hineinschauen kann in die geistige Welt, keinen Weg hat, um Beweise für das zu finden, was der Geisteswissenschaftler behauptet. Nein, so liegt die Sache nicht, sondern es handelt sich darum, dass man die geisteswissenschaftlichen Resultate ohne Dogmatismus und Autoritätsglauben, aber auch ohne vorgefassten, vorurteilsvollen Skeptizismus aufnimmt. Man nimmt sie einfach auf. Man sagt sich nicht: Ich glaube sie, man lehnt sie aber auch nicht leichtsinnig ab. Man nimmt sie und prüft sie an der äußeren Wirklichkeit.

Wenn wir das, was uns zunächst paradox, oft sogar fantastisch erscheint, indem es in der Geistesforschung aus der geistigen Welt durch übersinnliches Schauen heruntergeholt wird, wenn wir das im Leben anwenden, wenn wir das Leben fragen, werden wir sehen, dass es bestätigt wird an den Punkten, auf die es ankommt. Wir werden finden: Überall liefert die Empirie die Bestätigungen für das, was die Geistesforschung findet.

Die Menschen, die mit der Ausrede, dass sie nicht in die geistige Welt schauen können, die Erkenntnisse der geistigen Welt ablehnen, gleichen dem Menschen, der ein so geformtes Eisen (es wird gezeichnet) sieht und sagt: Das ist ein Hufeisen, damit beschlage ich mein Pferd! Der andere sagt ihm: Es ist schade, damit das Pferd zu beschlagen, denn das hat magnetische Kräfte in sich, das ist ein Magnet! – und er erwidert ihm: Ich sehe nichts von magnetischer Kraft, für mich ist das ein Hufeisen!

Die Sache liegt so, dass in allem Materiellen das Geistige ist, und dass wir jetzt in dem Zeitalter leben, wo dieses Geistige gesucht werden muss. Wer in der Materie forschen will, ohne den

Geist zu suchen, der gleicht dem, der einen Magneten zum Pferdebeschlagen gebraucht, der nicht weiß, wie die Dinge gerade in der materiellen Welt anzuwenden sind.»

* * *

3. Die «jungfräuliche Empfängnis» und die Wissenschaft

(aus einem halböffentlichen Vortrag in Berlin am 13. März 1911)

«Wir müssen nur in richtiger Weise suchen, dann können wir finden, dass überall neue Begriffe sich in die Gegenwart hereindrängen und alte Begriffe unbrauchbar werden und verschwinden.

Es arbeiten unsere Forscher, unsere Wissenschaftler mit unbrauchbar gewordenen Begriffen, weil sie nicht imstande sind, die Nebenströmung aufzunehmen und zu verarbeiten, die sich charakterisiert in den Ideen von Reinkarnation und Karma und in dem, was die Geisteswissenschaft sonst zu geben hat.

Mit unbrauchbar gewordenen Begriffen arbeiten unsere Forscher. Wir können die Literatur der Gegenwart auf den Gebieten der verschiedensten Wissenschaften durchgehen, da werden wir sehen, dass es für den Kenner jammervoll ist, wie im wissenschaftlichen Leben Tatsachen auf Tatsachen hervorsprießen und die Begriffe überall nicht ausreichen, um die Tatsachen zu verstehen.

So haben wir einen Begriff – diese Dinge können heute hier nur angedeutet werden –, der immer noch eine große Rolle spielt im weitesten Umfang unserer Wissenschaft: der Begriff der Vererbung. So wie dieser Begriff der Vererbung heute in den verschiedenen Wissenschaften figuriert und in das populäre Leben eintritt, ist er einfach nicht zu gebrauchen.

Die Tatsachen werden die Menschen lehren, dass sie zu ihrem Verständnis andere Begriffe erfordern als den ganz unbrauchbaren Begriff von Vererbung, den man heute im weitesten Umfang der Wissenschaft hat. In Bezug auf die Vererbung beim Menschen und auch bei verwandten Wesen wird sich zeigen, dass gewisse

Tatsachen, die heute schon bekannt sind, erst verstanden werden können, wenn ganz andere Begriffe vorhanden sind.

Spricht man heute beim Menschen von Vererbung in aufeinanderfolgenden Generationen, so hat man den Glauben, dass man in der Vererbungslinie bei den Vorfahren alles finden kann, was an Fähigkeiten bei einem Menschen auftritt. Aber erst der Begriff von Reinkarnation und Karma wird es möglich machen, dass darüber klare Begriffe anstelle der jetzigen verworrenen treten können.

Es wird sich zeigen, dass ein großer Teil dessen, was heute in der Menschennatur ist, überhaupt nichts mit dem zu tun hat, was man den gegenseitigen Einfluss der Geschlechter nennt – während eine verworrene Wissenschaft heute noch lehrt, dass alles, was im Menschen ist, durch das Zusammentreten des Männlichen und des Weiblichen von der Empfängnis (Befruchtung) seinen Anfang nimmt.

Es ist nicht wahr, dass alles, was im Menschen auftritt, etwas mit dem zu tun hat, was unmittelbar physisch in der Verbindung der Geschlechter zusammentritt. Man wird über diese Sache genauer denken müssen – ich kann hier nur eine Anregung geben.

Wenn wir den physischen Leib des Menschen betrachten, so wissen wir, dass er eine alte Geschichte hat. Er hat eine Saturn-, eine Sonnen- und eine Mondepoche durchgemacht, und er macht jetzt die Erdepoche durch. Erst während der Mondepoche tritt der Einfluss des Astralleibes (der Seele) auf. Der war vorher nicht da.

Der Astralleib veränderte natürlich auch den physischen Leib des Menschen. Deshalb erscheint uns heute der physische Leib nicht so, wie er nur durch die Kräfte aus der Saturn- und Sonnenzeit geworden war, sondern wie er auch unter den Kräften des Astralleibes und des Ich geworden ist.

Am physischen Leib ist durch das Zusammenwirken der Geschlechter nur das vererbbar, was mit dem Einfluss des Astralleibes auf den physischen Leib zusammenhängt. Alles, was Kräfte sind, die auf die Saturn- und Sonnenzeit zurückgeführt werden, hat überhaupt nichts mit dem Zusammenwirken der Geschlechter zu tun.

Ein Teil der Menschennatur wird nicht von dem andern Geschlecht, sondern unmittelbar aus dem Makrokosmos herein empfangen.[1]

Was wir in uns tragen, das stammt gar nicht vollumfänglich von dem Zusammenwirken der Geschlechter her. Nur das stammt daher, was in unserem Astralleib von uns abhängt, während wir einen großen Teil der Menschennatur so in uns tragen, dass er unmittelbar aus dem Makrokosmos herein empfangen wird, gar nicht auf dem Umweg durch das Zusammenwirken der Geschlechter.

Wir müssen in der menschlichen Natur einen solchen Teil unterscheiden, der auf das Zusammenwirken der Geschlechter zurückgeht, und einen solchen, der von der Mutter unmittelbar von dem Makrokosmos empfangen wird. Über diese Dinge wird erst dann Klarheit herrschen, wenn man reinlich die einzelnen (vier) Glieder der Menschennatur voneinander unterscheiden wird, während heute alles durcheinandergeworfen wird.

Im physischen Leib haben wir nicht etwas Abgeschlossenes, sondern das Hereinwirken der Kräfte vom Ätherleib, vom Astralleib und vom Ich. Und wir müssen unterscheiden solche Kräfte,

---

1 In: *Von der Zeugung und Entwickelung der Thiere* (736b, 27f.) führt Aristoteles aus (Übers.: Aubert/Wimmer, Leipzig 1860, S. 150-1).

> «Es bleibt aber übrig, daß das Denkvermögen allein von außen hineinkomme,» (τὸν νοῦν μόνον θύραθεν ἐπεισιέναι) «und allein göttlich sei. Denn seine Thätigkeit hat mit keiner körperlichen Thätigkeit Gemeinschaft.»

θύραθεν heißt: von außen, von der Türe, von der Fremde. ἐπεισιέναι enthält dreifach die Befruchtung durch den Geist: ἐπ(ι)- heißt: von oben herab; εισ- heißt: hinein(gehen), ein(treten). ιέναι (ειμι) heißt: gehen.

die direkt dem Einfluss des Makrokosmos zu verdanken sind, und solche, die dem Zusammenwirken der Geschlechter zuzuschreiben sind.

Aber auch durch die väterliche Natur wird etwas aufgenommen, was nichts zu tun hat mit dem Zusammenwirken der Geschlechter.

Während gewisse Kräfte, die gar nicht auf geschlechtlicher Vererbung beruhen, aus dem Makrokosmos herein auf dem Umweg durch den mütterlichen Organismus aufgenommen und eingepflanzt werden, werden auch Kräfte aus dem Makrokosmos herein auf dem Umweg durch den väterlichen Organismus eingepflanzt, die einen geistigen Weg nehmen.

Bei dem, was auf dem Umweg durch den mütterlichen Organismus aus dem Makrokosmos aufgenommen wird, können wir sagen: Der mütterliche Organismus bietet den Angriffspunkt, aber das, was in Bezug auf den Organismus der Mutter nicht dem Zusammenwirken der Geschlechter entstammt, das wirkt mit etwas zusammen, was dem Väterlichen entstammt.

Es findet also ein Weltvorgang, ein kosmischer Vorgang statt, der sich in den Leibesgliedern und -formen zum Ausdruck bringt. Daher geht man völlig fehl, wenn man heute die Entwicklung des Menschenkeimes so darstellt, dass alles auf Vererbung zurückgeführt wird, während gewisse Dinge direkt aus dem Makrokosmos aufgenommen werden.

Da haben wir etwas, wo gegenwärtig die Tatsachen weit über das hinausgehen, was die Wissenschaft an Begriffen hat. Denn ihre Begriffe rühren noch von älteren Epochen her.

Wir können jetzt fragen: Zeigt sich das irgendwo? Populäre Bücher sprechen wenig davon, aber auf dem Feld des okkulten Betriebes tritt es klar hervor.

Ich möchte da auf etwas aufmerksam machen. Ich kann es hier nur andeuten, aber ich möchte darauf hinweisen, dass es einen merkwürdigen Gegensatz gibt zwischen zwei Naturforschern der Gegenwart, der aber auch weitere Kreise gezogen hat. Und wie die Charaktere der beiden Naturforscher sind, das ist bezeichnend für die ganze Sachlage.

Da haben wir Haeckel, der, weil er seine bewunderungswürdigen Tatsachen mit den urältesten Begriffen verarbeitet, alles auf Vererbung zurückführt und die ganze Keimesgeschichte als auf Vererbung beruhend darstellt. Ihm steht ein Forscher gegenüber, der sich mehr an die Tatsachen hält und dem daher vorgeworfen werden kann, dass er zu wenig denkt. Das ist Wilhelm His, der Zoologe und Naturforscher.

His (*Unsere Körperform und das physiologische Problem ihrer Entstehung,* 1874) war genötigt durch die Art, wie er die Tatsachen verfolgt hat, gegen die Vererbungsidee von Haeckel aufzutreten und darauf aufmerksam zu machen, dass gewisse Organe und Organformen im Menschen nur zu erklären sind, wenn man davon absieht, dass sie ihren Ursprung dem Zusammenwirken der Geschlechter verdanken. Darüber spottete dann Haeckel (*Anthropogonie,* 1874): Also schreibt Herr His die Entstehung des Menschenleibes einer jungfräulichen Empfängnis zu, die nicht auf dem Zusammenwirken der Geschlechter beruht!

Das ist aber ganz richtig, denn die Tatsachen drängen heute dazu, all das, was auf das Zusammenwirken der Geschlechter zurückgeführt werden kann, von dem zu trennen, was direkt aus dem Makrokosmos hereinkommt. Das ist natürlich heute für weite Kreise eine ganz absurde Idee.

Daraus sehen wir, dass heute auf dem Boden der Wissenschaft zu neuen Begriffen hingedrängt wird. Wir stehen mitten drinnen in einer Entwicklung, die da sagt: Wollt ihr die Tatsachen, die euch gegeben sind, richtig begreifen, so müsst ihr eine Reihe ganz neuer Begriffe aufnehmen. Denn das reicht nicht mehr aus, was ihr an Begriffen aus alter Zeit bekommen habt».

Diese **beiden Vorträge** sind der 18. und 19. in einer Reihe von 20 Vorträgen, die Rudolf Steiner 1920 für Ärzte und Medizinstudierende gehalten hat. Die vorliegende Textfassung geht auf die Klartextnachschrift der Stenografin Helene Finckh zurück. Der 1. Vortrag liegt in zwei fast gleichlautenden Anfertigungen vor. Für die Wandtafelzeichnungen s. Rudolf Steiner, *Wandtafelzeichnungen zum Vortragswerk,* Bd. XXII, S. 34-37. Was die Notizbucheintragungen betrifft, s.: *Studienkommentare zum medizinischen Werk Rudolf Steiners 1,* Peter Selg, Péter Barna (Hg.), S. 252 ff.

Im Rahmen der Rudolf Steiner Gesamtausgabe (GA) sind die Vorträge im Band Nr. 312 – Rudolf Steiner, *Geisteswissenschaft und Medizin* – gedruckt. 2020 ist die «8., neu überarbeitete und erweiterte Auflage» erschienen. Darüber schreibt die Mitherausgeberin A. Leubin in *Der Merkurstab,* Heft 1, 2020, S. 46: «Da die heute verfolgte Editionspraxis wieder das ursprünglich gesprochene Wort wiederzugeben anstrebt, so wie es von der Stenografin festgehalten und übertragen wurde, war eine Überarbeitung des Textes in diesem Sinne angebracht.» Die Abweichungen von den vorangehenden Auflagen von GA 312 sind im vorliegenden Band berücksichtigt.

Betreffs der von Rudolf Steiner handgeschriebenen «**Einleitung**» s. *Rudolf Steiner und die Gründung der Weleda, Beiträge zur Rudolf Steiner Gesamtausgabe,* Nr. 118/119 (1997), S. 9 ff. Der Text ist behutsam der aktuellen Rechtschreibung angepasst.

Der Vortrag über «**Nervensubstanz und Blutsubstanz**» ist in Berlin am 13. Juni 1916 gehalten worden. Neben der Fassung des Manuskriptdrucks von 1921 gibt es auch eine kürzere Nachschrift (s. S. 96, Fußnote), die ebenfalls herangezogen worden ist. Die längere Fassung ist auch in GA 169 gedruckt.

Für die handschriftlichen Notizen von Rudolf Steiner auf S. 104 s. GA-Band Nr. 343B, S. 62. Für den Meditationsspruch auf S. 177 in seinem Zusammenhang s. Rudolf Steiner, *O Mensch, erkenne dich selbst!* (11. «Klassenstunde»). Für die Zitate aus GA 46, s. Rudolf Steiner, *Nachgelassene Abhandlungen und Fragmente.*

Die Erläuterungen der medizinische Fachausdrücke in den Fußnoten sind dem Duden entnommen. Übersetzungen sind, wenn nicht anders vermerkt, von Pietro Archiati. Die deutsche Übersetzung des Johannes-Evangeliums ist der Revidierten Luther-Bibel von 1984 entnommen. Inhaltsangaben und Titel stammen vom Redakteur.

Auf der Webseite der *Rudolf Steiner Ausgaben* findet der Leser alle vorhandenen Unterlagen faksimiliert wiedergegeben.